高级卫生专业技术资格考试用书

重症医学全真模拟试卷与解析

（副主任医师/主任医师）

全真模拟试卷

英腾教育高级职称教研组　编写

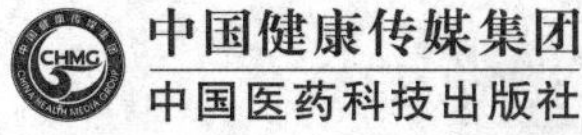
中国健康传媒集团
中国医药科技出版社

题型说明

一、单选题：每道试题由1个题干和5个备选答案组成，题干在前，选项在后。选项A、B、C、D、E中只有1个为正确答案，其余均为干扰选项。

例：急性心肌梗死早期（24小时内）死亡主要原因是

A. 心力衰竭　　B. 心源性休克

C. 心律失常　　D. 心脏破裂

E. 乳头肌断裂

答案：C

解析：心梗早期即可出现恶性的心律失常，如室速、室颤。如果室速没有得到及时治疗，会容易恶化为室颤，这时心脏就会失去有效地收缩泵血，即心脏停跳。如果在4~6分钟之内没有得到有效救助，患者就会进入生物学死亡的阶段。因此大部分心梗导致的心源性猝死与其所引起的恶性心律失常有关。其余选项所述为心梗病情发展的中晚期死亡原因。

二、多选题：每道试题由1个题干和5个备选答案组成，题干在前，选项在后。选项A、B、C、D、E中至少有2个正确答案。

例：休克发展为难治性休克的机制有

A. 弥散性血管内凝血（DIC）

B. 多器官功能障碍综合征

C. 微循环淤血、缺氧

D. 多种炎症介质的作用

E. 严重酸中毒

答案：ABCDE

解析：感染性休克晚期常发展成难治性休克，其机制有弥散性血管内凝血，多器官功能障碍综合征，微循环淤血、缺氧，多种炎症介质的作用，严重酸中毒等。

三、共用题干单选题：以叙述一个以单一病人或家庭为中心的临床情景，提出2~6个相互独立的问题，问题可随病情的发展逐步增加部分新信息，每个问题只有1个正确答案，以考查临床综合能力。答题过程是不可逆的，即进入下一问后不能再返回修改所有前面的答案。

例：患者，女性，60岁。肥胖，因上腹痛伴发热3天入院。血常规示白细胞15×10^9/L，中性粒细胞80%。巩膜黄染。

1. 患者最可能的诊断是

A. 急性肠梗阻

B. 急性胰腺炎

C. 急性结石性胆囊炎

D. 急性肝炎

E. 化脓性腹膜炎

答案：C

解析：40岁以上肥胖女性是胆石症的好发人群。急性结石性胆囊炎是由于结石阻塞胆囊管造成胆囊内胆汁淤积，继发细菌感染而引起的急性炎症。大多数急性胆囊炎患者为急性结石性胆囊炎。其症状主要有右上腹疼痛、恶心、呕吐和发热、巩膜黄染等。实验室检查提示白细胞计数及中性粒细胞比例升高。根据患者腹痛、发热、巩膜黄染、白细胞计数及中性粒细胞比例升高，诊断考虑急性结石性胆囊炎。

2. 经抗生素治疗无效并且出现神志淡漠，心率增快，尿少；但血压在正常范围。

急需做以下哪项处理

A. 换用加强抗生素

B. 行腹部 CT 检查

C. 快速输液并做好剖腹探查准备

D. 床旁行血流动力学检查

E. 神经科与心内科急诊会诊

答案：C

解析：急性结石性胆囊炎如果出现神志淡漠，心率增快，尿少，表明病情严重，预示出现胆囊坏疽、穿孔或胆囊积脓等危重并发症。应快速输液纠正水、电解质平衡，积极做好剖腹探查准备。

四、案例分析题：每道案例分析题至少3～12问。每问的备选答案至少6个，最多12个，正确答案及错误答案的个数不定。考生每选对一个正确答案给1个得分点，选错一个扣1个得分点，直至扣至本问得分为0，即不含得负分。案例分析题的答题过程是不可逆的，即进入下一问后不能再返回修改所有前面的答案。

例：患者，女性，83岁。因"反复发热、咳嗽、咳痰1周，呼吸困难3天"入院。鼻导管吸氧 $SaO_2 < 80\%$，行气管插管，呼吸机辅助通气。查体：端坐位，大汗淋漓，可见三凹征，心率153次/分，呼吸42次/分，双肺呼吸音尚对称，可闻及哮鸣音。予氨茶碱治疗有所缓解。血气分析：PaO_2 52mmHg，$PaCO_2$ 45mmHg，D－二聚体8.5mg/L。

1. 该患者可能的诊断有

A. 慢性阻塞性肺疾病急性加重

B. 心源性哮喘

C. 重症哮喘

D. 急性肺栓塞

E. 支气管肺炎

F. 自发性气胸

答案：ABCDE

解析：患者反复发热、咳嗽、咳痰、呼吸困难符合慢性阻塞性肺疾病急性加重、心源性哮喘、重症哮喘、急性肺栓塞、支气管肺炎的临床表现。且患者有明显的三凹征或胸腹矛盾呼吸，双肺广泛的哮鸣音，是重症哮喘典型的临床表现。

2. 追问病史，患者原有哮喘发作史，结合影像学检查，患者诊断考虑重症哮喘，其中可以解除气道痉挛的药物有

A. 沙丁胺醇

B. 非诺特罗

C. 异丙托溴铵（爱全乐）

D. 氢化可的松

E. 曲尼司特

F. 茶碱

答案：ABCDF

解析：曲尼司特为抗变态反应药物，稳定肥大细胞和嗜酸性粒细胞的细胞膜。阻止脱颗粒，从而抑制组胺等过敏物质的释放。①沙丁胺醇是一种 β_2 受体激动剂，对气道平滑肌 β_2 受体有较高的选择性，使支气管平滑肌松弛，从而解除支气管平滑肌痉挛。②非诺特罗为强效选择性 β_2 受体兴奋剂，支气管扩张作用强，对心脏的作用较小，且作用时间持久；③吸入型抗胆碱药物多作为哮喘治疗的辅助用药，对夜间哮喘发作有一定的预防作用。代表产品有异丙托溴铵、噻托溴铵，后者作用时间可维持24小时；④糖皮质激素的使用原则是早期、足量、短程、静脉用药或（和）雾化吸入。全身治疗的建议剂量为琥珀酸氢化可的松；⑤茶碱类药物是一类非选择性磷酸二酯酶抑制剂，不仅有扩张支气管的作用，还具有弱的免疫调节和抗炎作用，可减轻持续性哮喘症状的严重程度，减少发作频率。

3. 治疗哮喘可选用多种不同机制药物合用，下列作用机制不正确的是

A. β 受体激动剂，激活腺苷环化酶，使细胞内环磷酸酰胺增加

B. 抗胆碱药，阻断节后迷走神经通路，降低迷走神经兴奋性，舒张支气管，并减少痰液分泌

C. 茶碱类，抑制磷酸二酯酶，提高细胞内环磷酸酰胺浓度

D. 扎鲁司特，脱敏作用

E. 糖皮质激素，抑制炎症反应

F. 短效 β_2 受体激动剂是目前最常用于迅速改善急性哮喘症状的药物

答案：D

解析：扎鲁司特是一个白三烯受体拮抗类药物，适应证是哮喘的预防和长期治疗。

目录

全真模拟试卷（一）

一、单选题：每道试题由1个题干和5个备选答案组成，题干在前，选项在后。选项A、B、C、D、E中只有1个为正确答案，其余均为干扰选项。

1. 患者，男性，52岁。因胸痛1小时就诊当地县医院，拟诊考虑为急性心肌梗死，限于当地医疗条件，需转院至有条件的上级医院行心脏介入。途中患者硝酸甘油微泵维持，你认为车上转运设备相对最不重要的是

A. 除颤设备

B. 血流动力学监测设备

C. 心电监测设备

D. 吸氧装置

E. 体温监测

2. 患者，男性。因慢性阻塞性肺疾病急性发作，呼吸衰竭入住ICU行机械通气治疗，患者家属多次询问值班医师，患者能否好转出院，你认为在医患沟通中最主要的要让患者家属明白

A. 针对性的护理和治疗计划

B. 治疗效果只是一个概率的医学特殊性

C. 医疗行业的高风险性

D. 在心理上树立战胜疾病的信心

E. 如何配合治疗

3. 不会导致肠坏死的疾病是

A. 深静脉血栓（DVT）

B. 脾切除

C. 血吸虫感染

D. 急性出血性肠炎

E. 肠系膜动脉栓塞

4. 急性心肌梗死最早期的心电图改变是

A. ST段明显抬高，呈弓背向上的单向曲线

B. 出现异常Q波和ST段抬高

C. 出现异常Q波，ST段抬高或T波倒置

D. T波高尖

E. 以R波为主的导联ST段呈水平型下降

5. 胆固醇合成和磷脂合成的共同代谢场所是

A. 溶酶体　　B. 内质网

C. 线粒体　　D. 细胞液

E. 高尔基复合体

6. 下列检验结果符合毒性弥漫性甲状腺肿（GD）的是

A. TRH升高

B. TSH升高

C. TSAb阳性，TSH升高

D. TSAb阴性

E. TSAb阳性，TSH降低

7. 心房颤动的f波频率为

A. 100～200次/分

B. 60～100次/分

C. 300～500次/分

D. 250～350次/分

E. 350～600次/分

8. 患者，女性，50岁。因车祸头部外伤后神志不清3小时而来院，入院时患者已出现脑疝，其不易观察到的临床表现为

A. 意识障碍加重

B. 对侧偏瘫

C. 对侧病理征阳性

D. 同侧瞳孔缩小

E. 生命体征变化

9. 患者大咯血时最严重的并发症是

A. 吸入性肺炎　　B. 肺不张

C. 失血性休克　　D. 窒息

E. 贫血

10. 评价肾小球滤过率的金标准是

A. 内生肌酐清除率

B. 菊粉清除率

C. 血清肌酐水平

D. 胱抑素 C 清除率

E. 血尿素水平

11. 心脏压塞的常见病因不包括

A. 心律失常

B. 胸部创伤（穿透性）

C. 结核性心包积液

D. 急性心肌梗死后室壁瘤破裂

E. 主动脉夹层瘤破裂

12. 不属于多器官功能障碍综合征（MODS）病因的是

A. 大手术　　B. 恶性肿瘤

C. 严重创伤　　D. 休克

E. 严重感染

13. 关于低血容量性休克的血流动力学改变，叙述错误的是

A. 心率增快

B. 肺动脉楔压（PAWP）＞15mmHg（1mmHg = 0.133kPa）

C. 心排血量减少

D. 体循环阻力增高

E. 中心静脉压（CVP）下降

14. 对未经治疗的患者，最有利于排除急性心力衰竭诊断的检查是

A. 心电图

B. 肺部 X 线片

C. 冠状动脉造影

D. 血浆脑钠肽水平

E. 血浆肌钙蛋白水平

15. 评估胃排空的金标准是

A. 测定胃残留量

B. 放射性核素成像

C. 扑热息痛吸收试验

D. 乳果糖氢呼吸试验

E. 彩色多普勒超声

16. 吸入支气管扩张剂后，若诊断为慢性阻塞性肺疾病（COPD），第 1 秒用力呼气量/用力肺活量（FEV_1/FVC）的值应小于

A. 0.8　　B. 0.7

C. 0.6　　D. 0.5

E. 0.4

17. 肝移植术后早期，若无临床感染证据与感染危险因素存在，预防性使用抗感染药的时间是

A. 术后 6～8 小时

B. 术后 12～24 小时

C. 术后 1～2 天

D. 术后 3～5 天

E. 术后 1 周

18. 患者，女性，60 岁。因车祸致严重面部创伤 1 小时入院，半小时前出现反应迟钝，呼吸 40 次/分，在使用高流量面罩给氧的情况下查血气示：pH 7.22，$PaCO_2$ 67mmHg，PaO_2 55mmHg，值班医师决定建立人工气道并使用呼吸机，你认为这种情况下使用哪种方式最佳

A. 纤维支气管镜经鼻插管

B. 颈圈固定后经口插管

C. 环甲膜切开术

D. 经口插管

E. 气管切开

19. 急性心肌梗死发生心源性休克的主要

机制是

A. 心排血量急剧下降

B. 快速性心律失常

C. 血容量不足

D. 周围血管扩张

E. 迷走神经张力过高

20. 关于肝移植术后感染，叙述错误的是

A. 大多数移植后感染发生在术后 180 天内

B. 细菌和真菌是肝移植后早期感染的常见病原体

C. 巨细胞病毒（CMV）感染在移植后晚期感染阶段达到高峰

D. 中期感染一般为供体器官（或者血制品）传播的感染、病毒复发和条件致病菌感染

E. 卡氏肺囊虫性肺炎一般多在移植后中期感染阶段开始出现

21. 在急性呼吸窘迫综合征（ARDS）的直接危险因素中，最为常见的是

A. 肺炎、吸入胃内容物

B. 氧中毒

C. 脂肪栓塞

D. 再灌流性肺水肿

E. 淹溺

22. 气胸的叩诊主要体征是

A. 鼓音　　B. 过清音

C. 呼吸音减弱　　D. 气管移位

E. 胸廓膨胀

23. 关于甲状腺危象的发生机制，叙述错误的是

A. 血液循环中游离甲状腺激素增加

B. 大量甲状腺激素释放至循环血液中

C. 某些原因致血中甲状腺激素在肝中清除减少或肾上腺素能受体活力增加

D. 某些原因致甲状腺抑制激素分泌减少

E. 某些原因致组织对甲状腺激素反应和适应能力降低

24. 重症医院获得性肺炎的发病机制中，不包括

A. 长时间使用广谱抗生素

B. 口咽部微生物的误吸

C. 远处感染灶的血行播散

D. 合并基础疾病

E. 肠道细菌转移定植

25. 关于肝肾综合征的发病机制，叙述错误的是

A. 肾交感神经张力增高

B. 肾素 - 血管紧张素 - 醛固酮系统激活

C. 激肽系统激活的产物增多

D. 内皮素增多

E. 内毒素血症

二、多选题：每道试题由 1 个题干和 5 个备选答案组成，题干在前，选项在后。选项 A、B、C、D、E 中至少有 2 个正确答案。

26. 治疗失血性休克主要措施应集中在

A. 补充血容量

B. 密切测量血压

C. 积极处理原发病

D. 留置导尿管

E. 抗感染

27. 心脏骤停的预后主要取决于以下哪些因素

A. 基础病

B. 心功能

C. 心脏骤停至复苏开始的时间

D. 心电活动的类型

E. 抗心律失常药物

28. 采用低流量氧疗系统应具备的条件是

A. 潮气量为 300 ~ 700ml

B. 呼吸频率 >35 次/分
C. 呼吸规则而稳定
D. 经皮脉搏血氧饱和度 >95%
E. 呼吸频率 <30 次/分

29. 急性左侧心力衰竭临床表现有
A. 心悸、呼吸急促、呼吸困难
B. 双肺听诊湿啰音
C. 颈静脉怒张
D. 双下肢水肿
E. 肝大、脾大

30. 关于创伤后凝血病的临床表现，叙述正确的是
A. 血小板计数减少
B. 凝血酶原时间（PT）延长
C. 活化部分凝血酶时间（APTT）延长
D. C 反应蛋白降低
E. 纤维蛋白原降低

31. 关于脑出血的治疗，叙述正确的是
A. 调控血压　B. 亚低温治疗
C. 外科手术　D. 应用止血药物
E. 脱水降颅压

32. 血行性感染的预防措施有
A. 加强原发感染病灶的治疗和预防
B. 提高患者机体免疫力
C. 执行严格的洗手制度
D. 合理地预防性使用抗菌药物
E. 加强各种诊疗措施的无菌操作技术

33. 关于 HAP，叙述正确的有
A. VAP 是最常见的 HAP
B. 需入住 ICU 的 HAP 可诊断重症的 HAP
C. 重症 HAP 的最初经验性治疗应覆盖铜绿假单胞菌、不动杆菌和 MRSA 等高耐药菌
D. 对迟发性 HAP 和 VAP，不论其是否达到重症诊断标准，抗感染治疗均按重症处理
E. 包括在医院内获得感染而于出院后 48h 内发病的肺炎

34. 急性心肌梗死诊断标准是肌钙蛋白至少有 1 次数值超过参考值上限的 99 百分位（即正常上限），并有至少 1 项心肌缺血的证据。该证据可以是
A. 心肌缺血临床症状
B. 心电图出现新的心肌缺血变化，即新的 ST 段改变或左束支传导阻滞
C. 心电图出现病理性 Q 波
D. 影像学证据显示新的心肌活力丧失或区域性室壁运动异常
E. 肌酸激酶同工酶（CK－MB）升高至正常上限的 2 倍

35. 降低妊娠子痫和先兆子痫患者的高血压时，不宜应用的药物是
A. 硝普钠
B. 血管紧张素转换酶抑制药（ACEI）或血管紧张素受体拮抗药（ARB）
C. 拉贝洛尔
D. 利尿剂
E. 尼卡地平

36. 关于血管内导管，叙述正确的是
A. 若患者不存在导管相关性血流感染的症状和体征，无须对所有拔出的导管进行常规性病原学检查
B. 不推荐对导管尖端进行定性的肉汤培养
C. 对于长期留置的血管内导管，如果穿刺点和导管头半定量培养菌落计数均小于 15 cfu/plate，考虑血管内导管不是血流感染的感染源
D. 怀疑存在导管相关感染，穿刺点处有渗液或分泌物，可不使用拭子取样送检病原学培养，应行血培养

E. 怀疑存在导管相关性血流感染，给予抗感染药物前应抽取双份血进行培养，一份通过血管内导管取，一份通过外周静脉取

37. 中度高渗性脱水患者补液及补充电解质应注意

A. 尿量达30ml/h开始补钾

B. 先纠正碱中毒，再检查血钾，视血钾情况补充

C. 尿量达40ml/h开始补钾

D. 补液优先选择5%葡萄糖+10%氯化钾

E. 补液优先选择0.9%氯化钠溶液

38. 急性呼吸窘迫综合征（ARDS）的呼吸支持治疗主要是

A. 纠正低氧血症

B. 提高有效动态顺应性

C. 液体通气

D. 增加呼吸频率

E. 应用肾上腺皮质激素

39. 从发病机制和临床表现分析，呼吸困难可以分为

A. 中毒性　　B. 心源性

C. 血液病源性　　D. 肺源性

E. 神经精神性

40. 机械通气过程中，呼气末二氧化碳突然降至零，常见的原因包括

A. 导管意外拔出

B. 气道完全阻塞

C. 肺泡通气量增加

D. 机械通气管路连接脱开

E. 气管导管误入食管

41. 神经调节辅助通气模式需要设置的参数为

A. 膈肌电活动

B. 预设呼吸频率

C. 神经调节辅助通气（NAVA）支持水平

D. 呼气末正压

E. 预设压力

42. 关于吸呼时间比的设置，叙述正确的是

A. 在辅助呼吸模式时，吸呼时间比是根据预设呼吸频率与吸气时间间接设置

B. 对于患者触发的辅助呼吸模式，吸气时间通常设置较短（>1.0秒）

C. 慢性阻塞性肺疾病和哮喘患者的吸呼时间比一般设置在1∶2.5或更长

D. 延长吸气时间可提高平均气道压

E. 反比通气主要用于伴严重低氧血症的急性呼吸窘迫综合征患者

43. 在容量控制通气模式中，影响控制通气的吸气时间的参数有

A. 潮气量　　B. 峰流速

C. 呼吸停顿时间　　D. 呼吸频率

E. 触发灵敏度

44. 关于β内酰胺类抗生素的作用机制，叙述错误的是

A. 与细菌细胞壁中磷脂结合，使细胞壁通透性增加，致使细菌死亡

B. 抑制青霉素结合蛋白（PBPs），阻止细菌细胞壁黏肽合成

C. 抑制胞壁黏肽合成酶，使细菌细胞壁缺损，菌体膨胀死亡

D. 抑制细菌蛋白质合成多个环节而杀菌

E. 触发细菌的自溶酶活性

45. 中枢神经系统感染炎性过程中引起脱髓鞘的机制可能有

A. 病毒对少突胶质细胞的直接细胞病理效应

B. 免疫介导的病毒对少突胶质细胞向性的改变
C. 免疫介导的病毒对感染的少突胶质细胞的破坏
D. 病毒诱导的自身免疫性脱髓鞘
E. “旁观者”脱髓鞘

三、共用题干单选题：以叙述一个以单一病人或家庭为中心的临床情景，提出2~6个相互独立的问题，问题可随病情的发展逐步增加部分新信息，每个问题只有1个正确答案，以考查临床综合能力。答题过程是不可逆的，即进入下一问后不能再返回修改所有前面的答案。

（46~47共用题干）

患者，男性，73岁。因“胃穿孔、急性化脓性腹膜炎”急诊在全麻下行“胃穿孔修补、腹腔冲洗引流术”，术后转入监护室，予呼吸机辅助通气。术后第二天，患者出现发热，体温39.1℃，呼吸急促、烦躁，呼吸机显示气道高压报警。

46. 下列哪项处理不正确
A. 适当应用镇静药物
B. 调整呼吸机参数和模式
C. 上调高压报警界限
D. 气管内吸痰
E. 检查呼吸机管路是否扭曲

47. 在治疗过程中监测呼吸功的变化，下列除哪种情况外均可导致呼吸功增加
A. 肺水肿
B. 气道阻力增加
C. 气道分泌物增多
D. 镇静和肌松剂应用
E. 呼吸机回路积水

（48~52共用题干）

患者，男性，37岁。发热伴咳黄黏痰3天，加重并气促1天入院。查体：体温39.4℃，呼吸30次/分钟，血压86/48mmHg，神志清楚，精神萎靡，口唇发绀，双肺呼吸音粗，左下肺可闻及少量湿性啰音，脉搏125次/分钟，律齐，双下肢轻度水肿。

48. 该病人诊断考虑（提示：入院后，血常规：白细胞12×10^9/L，中性粒细胞0.91；血气分析：PaO_2 5.9kPa，$PaCO_2$ 3.5kPa，SpO_2 85%；胸片提示左中下肺广泛絮状渗出影。）
A. ARDS
B. 重症肺炎
C. COPD急性加重
D. 急性肺栓塞
E. 急性左心衰竭

49. 转入ICU病房监护、治疗，做法不正确的是
A. 监护生命体征
B. 必要时行Swan－Ganz导管检查
C. 监测动脉血气和脉搏血氧饱和度
D. 监测胸部X线变化
E. 给予呼吸兴奋剂

50. 该病人的治疗原则，不正确的是
A. 抗感染　　B. 利尿
C. 抗休克　　D. 支持治疗
E. 气道引流

51. 在护理、监护措施中，不正确的是（提示：治疗3天后病人突然出现胸痛，气促加重，无咯血，SpO_2 90%左右，查体：右肺呼吸音低，叩诊过清音。）
A. 给予高流量吸氧
B. 直接予以青霉素雾化吸入，加强抗感染
C. 立即床旁X线胸部摄片检查
D. 做好行胸腔闭式引流的物品准备
E. 行动脉血气分析

52. 现考虑出现的并发症是（提示：X 线胸部摄片显示右肺肺野透亮度降低、肋膈角消失，外带肺纹理消失、并有压缩边界。）
   A. 感染性休克　　B. 肺不张
   C. 脓气胸　　D. 肺栓塞
   E. 肺水肿

（53～57 共用题干）

患者，女性，90 岁。陈旧性心肌梗死并发慢性心力衰竭住院，并发院内获得性肺炎转入 ICU。呼吸机依赖，气管切开，肠道营养不能耐受，部分肠内营养并留置颈内静脉导管长期静脉营养。现转入 ICU 后 45 天，突发寒战、高热，无尿频、尿痛，无腹痛、腹泻，无咳痰增多。查体：体温 39.5℃，呼吸 26 次/分钟，脉搏 112 次/分钟，血压 82/46mmHg，精神萎靡，巩膜无黄染，双下肺少许湿啰音，腹平软，无压痛，肠鸣音存在。血常规：白细胞 15×10^9/L，中性粒细胞 0.92，尿常规（－）。

53. 该患者发热最可能的原因是
   A. 医院内获得性肺炎
   B. 颈内静脉导管相关感染
   C. 化脓性胆管炎
   D. 腹腔脓肿
   E. 心内膜炎

54. 对本次发热应首先采取的措施是
   A. 静脉用抗生素
   B. 纤维支气管镜清理气道
   C. 静脉注射糖皮质激素
   D. 对症退热治疗
   E. 拔除颈内静脉导管

55. 如何获取病原学证据
   A. 纤维支气管镜取痰培养
   B. 同时从外周静脉与颈内静脉导管抽血培养及导管尖端定量或半定量法培养
   C. 外周静脉 3 次血培养
   D. 抽取颈内静脉导管血培养
   E. 体外输液管道培养

56. 下列措施最佳的选择的是（提示：经过上述方法培养均为耐甲氧西林金黄色葡萄球菌（MRSA）。）
   A. 肺部 CT 平扫检查除外肺炎
   B. 心脏超声检查，以确定是否存在感染性心内膜炎
   C. 肺部血管造影检查，以确认是否存在肺栓塞
   D. 每日复查血培养
   E. 痰培养及粪便培养

57. 抗生素最好选用
   A. 青霉素　　B. 哌拉西林
   C. 美罗培南　　D. 万古霉素
   E. 头孢吡肟

（58～60 共用题干）

患者，男性，39 岁。因车祸致脑外伤入院，患者在汽车肇事前一切正常，外伤后 48 小时仍处于深度昏迷，瞳孔散大固定，无自主呼吸，靠升压药物和呼吸机维持，脑电图呈一条直线，TCD 颅内前后循环血流信号消失。

58. 该患者目前的状态属于
   A. 去大脑强直　　B. 去皮质强直
   C. 植物状态　　D. 脑死亡
   E. 闭锁综合征

59. 虽经积极的抢救支持治疗，但患者状况未见改善，经首次判定为脑死亡后，要求多长时间再次复查才能最终确认脑死亡
   A. 24 小时　　B. 12 小时
   C. 6 小时　　D. 48 小时
   E. 72 小时

60. 该患者的预后最可能是
   A. 经过积极抢救意识可能恢复

B. 长期植物状态
C. 很快将进入临床死亡
D. 立即手术治疗并根据手术后的结果判定预后
E. 需长时间的康复治疗

(61～63 共用题干)

患者，男性，47 岁。因“被重物砸伤致右侧肢体疼痛、畸形 30 分钟”来诊。查体：血压测不出，意识清楚，面色苍白，胸廓挤压痛（+），腹平，剑突下压痛（+），无肌紧张、反跳痛。骨盆挤压痛（+）。四肢皮温低，右上、下肢畸形，右足背动脉未触及搏动。实验室检查：血红蛋白（Hb）79g/L，血细胞比容（HCT）23.4%，血小板（PLT）18×10^9/L，凝血酶原时间（PT）27.3 秒，活化部分凝血酶时间(APTT)＞120 秒，纤维蛋白原（Fib）1.83g/L，纤维蛋白降解产物(FDP)20μg/ml，血钙 1.35mmol/L。

61. 最可能存在的是
A. 严重感染
B. 心包积液
C. 脾破裂
D. 创伤性凝血病
E. 溶血性贫血

62. 指导止血治疗最理想的检查是
A. 血小板计数
B. 活化部分凝血酶时间（APTT）
C. 凝血酶原时间（PT）
D. 纤维蛋白降解产物（FDP）
E. 血栓弹力图（TEG）

63. 针对该患者，处理错误的是
A. 积极处理原发创伤，控制活动性出血
B. 积极纠正休克
C. 静脉滴注首剂红细胞的同时就开始静脉滴注新鲜冷冻血浆
D. 积极进行物理降温，维持低体温状态
E. 适当补充氯化钙溶液

(64～65 共用题干)

患者，女性，20 岁。咽干、咽痛伴发热 2d。体格检查：T 38.9℃，P112 次/min，R26 次/min，BP115/70mmHg，诊为上呼吸道感染。经皮试后给予青霉素 8×10^6U 加入 0.9% 氯化钠注射液 250ml 中静脉滴注。20min 后，患者突然出现胸闷、气短、发绀、四肢冷。P 128 次/min，BP 75/50mmHg。

64. 患者发生的情况最可能是
A. 脓毒性休克
B. 呼吸衰竭
C. 自发性气胸
D. 过敏性休克
E. 急性心脏压塞

65. 首选的抢救措施是
A. 心包穿刺
B. 胸腔穿刺抽气
C. 静脉滴注碳青霉烯类药物
D. 静脉注射地塞米松 10mg
E. 皮下注射肾上腺素 1mg

四、案例分析题：每道案例分析题至少 3～12问。每问的备选答案至少 6 个，最多 12 个，正确答案及错误答案的个数不定。考生每选对一个正确答案给 1 个得分点，选错一个扣 1 个得分点，直至扣至本问得分为 0，即不含得负分。案例分析题的答题过程是不可逆的，即进入下一问后不能再返回修改所有前面的答案。

(66～70 共用题干)

患者，男性，68 岁。有前列腺增生病史，排尿困难半年，尿量减少伴腹胀 2 天入院。查体：神志清，血压 140/80mmHg，呼吸 25 次/分，腹胀，中下腹膨隆，叩诊浊音。

66. 临床上引起急性肾功能损伤的常见原因有
A. 休克

B. 严重创伤
C. 血糖升高
D. 使用造影剂
E. 肾毒性药物使用
F. 电解质紊乱

67. 该患者尿量减少最可能的原因是
A. 休克
B. 急性肾小管坏死
C. 慢性肾盂肾炎急性发作
D. 肾血管阻塞缺血
E. 急性尿潴留
F. 急性尿路梗阻

68. 为明确该患者病因，急需做以下哪些检查
A. 尿比重
B. 腹腔穿刺
C. 血肌酐
D. 血电解质
E. 泌尿系B超
F. 尿渗量（尿渗透压）

69. 该患者检查结果可能出现哪些代谢异常
A. 代谢性酸中毒
B. 代谢性碱中毒
C. 呼吸性酸中毒
D. 高钾血症
E. 低钾血症
F. 低钠血症

70. 实验室检查提示 K^+ 5.0mmol/L，Na^+ 148mmol/L，血肌酐230mmol/L，pH 7.45，$PaCO_2$ 35mmHg，PaO_2 86mmHg，BE −3.5mmol/L，现患者最有意义的治疗措施是
A. 补液
B. 呋塞米利尿
C. 补钾
D. 留置导尿
E. 血液透析
F. 自己慢慢恢复

（71～74 共用题干）

患者，男性，70岁。因"突发胸部持续性撕裂样剧烈疼痛，伴大汗、气促、皮肤湿冷，并有腰腹部疼痛，自行含服硝酸甘油无缓解"来诊。高血压病史10余年，血压最高达200/100mmHg（1mmHg = 0.133kPa）；有冠心病、心肌梗死病史。平素无不良嗜好。查体：意识清，血压200/110mmHg，口唇黏膜发绀，听诊双肺呼吸音粗，未闻及干湿啰音。心率100次/分，律齐，心音低钝，心尖部可闻及3级收缩期杂音。双下肢无水肿。未查及神经系统阳性体征。

71. 目前首先考虑的诊断为
A. 心肌梗死复发
B. 高血压脑病
C. 主动脉夹层
D. 急性左侧心力衰竭
E. 急性胰腺炎
F. 短暂性脑缺血发作

72. 为明确诊断应立即进行的检查项目包括
A. 心电图　　B. 心肌酶
C. 胸部增强CT　　D. 肾功能
E. 尿常规　　F. 胸部X线片
G. 血生化检查

73. 此时应做的处理是
A. 立即收住重症监护病房（ICU）
B. 严密监测血压、尿量、神经系统体征
C. 肝素抗凝
D. 吸氧
E. 降压治疗
F. 吗啡

74. 下列降压措施正确的是

A. 立即降压到正常水平
B. 在保证脏器足够灌注的前提下，迅速将血压降低并维持在尽可能低的水平
C. 小剂量使用卡托普利
D. 首选联合静脉注射硝普钠与 β 受体拮抗剂降压
E. 小剂量硝普钠降压
F. 选用普萘洛尔减低心肌收缩力

（75～78 共用题干）

患者，女性，30 岁。孕 40 周，初产妇，临产 16 小时，宫口开至 1cm。静脉滴注 5% 葡萄糖液 500ml 及缩宫素 5U，40～50 滴/分，4 小时后宫口开至 9cm，产妇诉腹痛，呕吐、烦躁。查体：下腹部压痛、反跳痛，子宫轮廓不清，胎动、胎心音消失，阴道少量出血。

75. 最可能的诊断是
A. 前置胎盘
B. 胎盘早剥
C. 完全子宫破裂
D. 先兆子宫破裂
E. 妊娠合并急性胰腺炎
F. 先兆子痫

76. 目前的处理原则是
A. 产科 B 型超声明确诊断
B. 立刻行子宫切除术
C. 输血
D. 抗休克同时行子宫切除术
E. 补液
F. 对症处理，继续观察

77. 此时患者最可能发生（提示：经 B 型超声明确诊断后行子宫切除术，术中出血 4000ml，持续使用血管活性药物维持血压，大量输注红细胞及新鲜冷冻血浆。）
A. 弥散性血管内凝血
B. 代谢性酸中毒
C. 乳酸升高
D. 代谢性碱中毒
E. 急性呼吸窘迫综合征
F. 呼吸性酸中毒

78. 此时应采取的措施是（提示：患者出现切口及穿刺点渗血，查凝血功能：活化的部分凝血活酶时间 162 秒，凝血酶原时间 21 秒，纤维蛋白原 0.87mmol/L，血小板 42×10^{9}/L，D－二聚体＞20。血常规提示血红蛋白下降。）
A. 输注血小板
B. 补充新鲜冷冻血浆
C. 重组人凝血因子Ⅶa 治疗
D. 再次剖腹探查，观察有无活动性出血
E. 补充人纤维蛋白原
F. 输注低分子肝素钙抗凝

（79～83 共用题干）

患者，女性，45 岁。胸部撕裂样痛 3 小时伴晕厥 1 次入院，既往有高血压病史，未服降压药物。查体：血压 180/130mmHg，脉搏 75 次/分，呼吸稍促，气管居中，双肺呼吸音正常对称，心界不大，心音有力，主动脉瓣区可闻及舒张期杂音，心电图示胸前导联 ST－T 改变。

79. 该患者的诊断可能是
A. 高血压危象
B. 主动脉夹层
C. 急性心肌梗死
D. 急性心包炎
E. 张力性气胸
F. 蛛网膜下腔出血

80. 该患者需进一步立即检查的项目是
A. 主动脉 CTA
B. 心肌酶学
C. 肾功能
D. 肝功能
E. 心脏超声
F. 脑电图

81. 患者CTA提示主动脉夹层，此时血压和心率的控制要求是
   A. 收缩压100～120mmHg，心率60～80次/分
   B. 收缩压90～130mmHg，心率60～100次/分
   C. 收缩压<100mmHg，心率60～80次/分
   D. 收缩压<140mmHg，心率<100次/分
   E. 收缩压100～120mmHg，心率60～100次/分
   F. 收缩压>140mmHg，心率>100次/分

82. 为达到控制血压的目的，临床上可选用的降压药物是
   A. 硝普钠　　B. 肼苯达嗪
   C. 二氮嗪　　D. β受体拮抗剂
   E. 地尔硫䓬　　F. 维拉帕米

83. 患者心脏超声提示有主动脉瓣关闭不全，结合CTA，患者主动脉夹层为DeBakey Ⅰ型，该患者的治疗应选择
   A. 手术治疗
   B. 内科保守治疗
   C. 血管内介入治疗
   D. 内科治疗+手术治疗
   E. 内科治疗+血管内介入治疗
   F. 尚不能确定如何治疗

（84～89共用题干）

患者，女性，51岁。既往体健。发热、咳嗽伴呼吸困难3天入院。入院后第2天出现病情加重，呼吸急促，伴烦躁，血压80/40mmHg，呼吸38次/分，心率110次/分，律齐，两肺可闻及少许湿啰音。血气分析（FiO_2 50%），pH7.34，PaO_2 50mmHg，$PaCO_2$ 30mmHg，胸片示两中下肺纹理增多模糊，斑片状阴影，心胸比例正常。血常规示WBC 24.3×10^9/L，N 88%。

84. 患者目前诊断考虑
   A. 肺梗死
   B. 肺不张
   C. 重症肺炎
   D. 急性左心衰竭
   E. 急性呼吸窘迫综合征
   F. 肺栓塞

85. 以下关于ARDS的临床特点和实验室检查哪项是正确的
   A. 呼吸窘迫的特点为呼吸浅快，频率>28次/分
   B. 因本病的主要病理变化为肺水肿，故不会出现管状呼吸音
   C. 早期体征为双侧肺底湿啰音
   D. X线胸片演变过程符合肺水肿，不出现肺间质纤维化
   E. 血气分析仅表现为过度通气，呼吸性碱中毒
   F. 典型症状为在起病6～72h出现呼吸困难

86. 导致ARDS的病理生理改变有
   A. 肺广泛性充血水肿
   B. 肺实变
   C. 肺泡内透明膜形成
   D. 肺内微血栓形成
   E. 肺泡表面活性物质增多
   F. 气体交换减少

87. 此患者发生低氧血症最主要的病理生理机制是
   A. 气道阻力增加
   B. 肺内分流增加
   C. 氧耗量增加
   D. 低通气
   E. 心排出量下降
   F. 肺泡通气量下降

88. 为缓解该患者的呼吸困难，纠正低氧血症，下列哪些通气模式可以采用

A. 高频通气
B. 俯卧位通气
C. 呼气末正压通气
D. 液体通气
E. 无创通气
F. 肺保护性通气

89. 对该患者输液的要求是
A. 入量 > 出量（>500ml）
B. 入量 > 出量（>600～1000ml）
C. 入量 = 出量
D. 入量 < 出量
E. 入量 > 出量（>600ml）
F. 不限制胶体液

（90～94 共用题干）

患者，男性，34 岁。饱餐后出现上腹部疼痛伴发热 4 小时入院，腹痛向腰背部放射。查体：血压 121/67mmHg，脉搏 87 次/分，体温 38.5℃。腹平，上腹部稍紧，压痛（+），无反跳痛，腹水征（-），肠鸣音稍弱。既往病史不详。

90. 患者为明确诊断，需完善的相关检查包括
A. 血清淀粉酶　B. 腹部 B 超
C. 心电图　D. 肝功能
E. 腹部 CT　F. 腹部 X 线平片
G. 尿常规

91. 对于该患者可能的鉴别诊断包括
A. 急性胰腺炎
B. 急性阑尾炎
C. 急性消化道穿孔
D. 急性胆系炎症
E. 泌尿系结石
F. 心肌梗死
G. 急性胃肠炎

92. 完善检查后示血淀粉酶为 1123U；血常规：白细胞 7.8×10^9/L，中性粒细胞 0.74，红细胞 5.4×10^{12}/L，血红蛋白 152g/L；腹部 B 超未见胆系结石征象；腹部 X 线平片未见膈下游离气体，临床考虑急性胰腺炎，拟行 CT 检查，对急性胰腺炎 CT 分级描述正确的是
A. A 级：正常胰腺
B. B 级：弥漫性或局灶性胰腺肿大，伴有胰周改变
C. B 级：弥漫性或局灶性胰腺肿大，不伴有胰周改变
D. C 级：胰腺实质及周围炎症改变，胰周轻度渗出
E. D 级：胰腺实质及周围炎症改变，胰周渗出明显，胰腺实质或胰周单个液体积聚
F. E 级：胰腺或邻近区域有两处或两处以上的境界不清的积液或积气
G. A～D 级常为轻型胰腺炎
H. D～E 级常为重症急性胰腺炎

93. 经综合治疗 48 小时后，患者出现呼吸困难、呼吸 42 次/分钟，无尿和便血，腹胀加重，目前诊断应考虑
A. ARF
B. ARDS
C. MODS
D. 应激性溃疡出血
E. 急性重症胰腺炎
F. 急性肠胃炎

94. 目前治疗措施应包括
A. 血液净化治疗
B. 呼吸支持
C. 调控全身炎症反应
D. 行足量全肠外营养
E. 适当液体复苏
F. 促进肠道功能恢复，防治肠源性内毒素血症

（95～100 共用题干）

患者，男性，51 岁。出现口唇、指端

青紫、胸闷、心悸1小时入院。入院后症状继续加重，发绀更加明显。查体：体温37.5℃，脉搏92次/分钟，呼吸24次/分钟，精神萎靡，口唇、耳廓、舌及指（趾）甲发绀，双瞳孔等大、等圆，心、肺体征正常，肝肋下1cm无压痛，脾肋下未及，肌力、肌张力、腱反射、深感觉、共济运动等均正常，病理反射（-）。

95. 如果考虑该患者为中毒，可能是下列哪些毒物所致

A. 苯胺　B. 氯酸钾
C. 苯丙砜　D. 亚硝酸盐
E. 次硝酸铋　F. 伯氨喹
G. 非那西丁

96. 据调查，该患者为某印染厂工人，在运输装卸装有苯胺液体胶桶时，桶盖脱落，溅液沾染衣服和皮肤，当即用水冲洗后继续工作2小时随即出现上述症状。急诊时应优先检查哪些项目

A. 血清高铁红蛋白测定
B. 血、尿常规
C. 肾功能检查
D. 肝功能检查
E. 心电图
F. 血氧饱和度检查
G. 血清硫铁红蛋白测定
H. 尿马尿酸测定

97. 患者入院后症状继续加重，昏迷、颜面呈灰蓝色，口唇、指甲青紫，出现尿急、尿频、尿痛、尿呈酱油色等症状；实验室检查血清高铁血红蛋白含量为60%，赫恩小体为53%，尿中对氨基酚阳性。红细胞3.9×10^{12}/L，血红蛋白80g/L，白细胞5.5×10^{9}/L，血小板280×10^{9}/L，尿糖（-），尿蛋白（+++），尿白细胞（+），尿红细胞（++），尿素氮660mmol/24小时、尿肌酐36mmol/24小时，肝功能：ALT 448U/L，AST 231U/L，TBIL 50.4μmol/L。根据以上描述，该患者最可能诊断为

A. 急性苯胺中毒
B. 急性氯酸钾中毒
C. 急性苯丙砜中毒
D. 急性亚硝酸盐中毒
E. 急性次硝酸铋中毒
F. 急性伯氨喹中毒
G. 急性非那西丁中毒

98. 该患者的诊断分级为

A. 未达到诊断标准
B. 接触反应
C. 轻度中毒
D. 中度中毒
E. 重度中毒
F. 极重度中毒

99. 以下对该患者的处理措施正确的是

A. 给予吸氧
B. 给予高渗葡萄糖
C. 给予大量维生素C
D. 可给予1%亚甲蓝10ml加入25%葡萄糖液40ml中，快速静脉注射
E. 当第2次剂量亚甲蓝疗效不明显时，应继续反复应用
F. 碱化尿液
G. 应用适量糖皮质激素
H. 可给予2%亚甲蓝10ml肌内注射

100. 以下哪些是治疗高铁红蛋白血症的特效药

A. 亚甲蓝　B. 甲苯胺蓝
C. 硫代硫酸钠　D. 二巯丙醇
E. 硫堇　F. 二巯丁二酸钠

全真模拟试卷（二）

一、单选题：每道试题由 1 个题干和 5 个备选答案组成，题干在前，选项在后。选项 A、B、C、D、E 中只有 1 个为正确答案，其余均为干扰选项。

1. 呋塞米治疗急性肺水肿时的常用剂量为
   A. 0.1 ~ 0.5mg/kg
   B. 1.0 ~ 1.5mg/kg
   C. 1.5 ~ 2.0mg/kg
   D. 2.0 ~ 2.5mg/kg
   E. 0.5 ~ 1.0mg/kg

2. 下列哪一项不是呼吸监测的主要指征
   A. 神志不清
   B. 少尿
   C. 血气状况进行性恶化
   D. 心肺复苏术后
   E. 休克

3. 一昏迷患者，呼吸深大，就诊时拟诊为糖尿病酮症酸中毒，此时，不符合糖尿病酮症酸中毒所伴随的征象是
   A. 脱水　　B. pH <7.35
   C. 呼气烂苹果味　　D. 低钾
   E. 局灶性癫痫

4. 患者，男性，62 岁。1 年来时有心悸、黑蒙发作，行动态心电图（Holter）示 24 小时总心率 50000 余次，短阵房性心动过速，最长 RR 间期为 3.2 秒，其首要诊断为
   A. 窦房传出阻滞
   B. 慢 - 快综合征
   C. 房室传导阻滞
   D. 短阵房性心动过速
   E. 窦性静止

5. 患者，女性，30 岁。与人吵架后出现全身麻木、胸闷。查体：神志清，呼吸浅促，双手搐搦，血压 120/70mmHg，心率 120 次/分。血气分析：pH 7.50，PaO_2 100mmHg，$PaCO_2$ 20mmHg，HCO_3^- 24mmol/L，BE 5mmol/L，K^+ 3.0mmol/L，该患者出现何种酸碱平衡失调
   A. 代谢性酸中毒
   B. 代谢性碱中毒
   C. 呼吸性酸中毒
   D. 呼吸性碱中毒
   E. 代谢性酸中毒合并呼吸性碱中毒

6. 患者，男性，70 岁。5 年前因急性心肌梗死、心房颤动，采用置入支架重建血运治疗，并长期口服华法林抗凝，该药不能与保泰松联用的原因是
   A. 竞争性置换作用
   B. 非竞争性置换作用
   C. 拮抗作用
   D. 协同作用
   E. 竞争性拮抗作用

7. 鉴别室性心动过速与室上性心动过速伴差异传导，如发现以下条件中哪一项可诊断室性心动过速
   A. P 波不见
   B. QRS 宽度 = 0.16 秒
   C. 心室率绝对不规则
   D. 室性融合波
   E. 心室率 200 次/分

8. 患者，男性，26 岁。高热，咳嗽 3 天来院。入院后第 2 天出现呼吸困难，胸片示双肺透亮度降低，经抗感染治疗患者

症状无改善，呼吸困难进一步加重，呼吸 40 次/分，胸片显示双肺呈“白肺”，血气分析示 pH 7.23，PaO_2 50mmHg，$PaCO_2$ 40mmHg，考虑并发 ARDS，行机械通气治疗，并予抗感染等综合治疗。患者病情仍无好转，多次复查血气 PaO_2 仍低于 60mmHg（FiO_2 80%，PEEP15cmH_2O），为改善患者低氧血症，下列哪种方法可尝试应用

A. 进一步增加吸入氧浓度
B. 增加 PEEP
C. 控制液体入量
D. 激素使用
E. 俯卧位通气

9. 下列哪一类不属于低血容量性休克的原因

A. 腹泻
B. 烧伤
C. 创伤
D. 感染
E. 脱水

10. 关于多器官功能障碍综合征（MODS），叙述错误的是

A. 腹腔内感染是引起 MODS 的主要原因
B. 约 70% 的 MODS 可由感染引起
C. MODS 发生后，血细菌培养一定呈阳性
D. MODS 常最先累及肺
E. 急性坏死性胰腺炎也是引起 MODS 的一个重要原因

11. 心肌梗死的诊断中，最有特异性的心肌损伤标志物是

A. 肌钙蛋白
B. 肌红蛋白
C. 肌酸激酶
D. 肌酸激酶同工酶
E. 天门冬氨酸氨基转移酶

12. 患者，女性，53 岁。高血压 3 年，今日血压急剧升高，收缩压达 220mmHg（1mmHg = 0.133kPa），并且出现头痛、心悸，首先考虑

A. 高血压危象
B. 高血压脑病
C. 高血压性脑出血
D. 急性左侧心力衰竭
E. 短暂性脑缺血发作

13. 关于肺动脉高压 X 线片检查，叙述错误的是

A. 表现为中心肺动脉的扩张和周围肺纹理的减少
B. 可有右心房、右心室的扩大
C. 可帮助排除左心功能异常导致的肺动脉高压
D. 可帮助排除肺静脉梗阻性疾病
E. 与肺动脉高压的严重程度不一致

14. 关于呼吸衰竭，叙述错误的是

A. Ⅰ型呼吸衰竭的主要病因是肺功能损害
B. 重症肌无力更多地导致Ⅰ型呼吸衰竭而非Ⅱ型呼吸衰竭
C. Ⅰ型呼吸衰竭以低氧为特征，一般不伴二氧化碳潴留
D. 急性呼吸窘迫综合征常引起Ⅰ型呼吸衰竭
E. 吉兰 - 巴雷综合征常导致Ⅱ型呼吸衰竭

15. 关于神经调节辅助通气模式，叙述错误的是

A. 呼气末正压对膈肌电活动有较大的影响
B. 可用于撤机过程
C. 可预防通气的过度辅助
D. 需要设置的参数为神经调节辅助通气（NAVA）支持水平
E. 膈肌电活动水平降低时，压力支持水平增加

16. 感染性休克时的救治不包括
    A. 改善微循环
    B. 去除病因及感染灶
    C. 待药敏结果确定后再选用合适的抗菌药物
    D. 必要时应用足量的肾上腺皮质激素
    E. 营养支持

17. 对诊断腹主动脉瘤有意义的临床表现为
    A. 腹部搏动性肿块
    B. 腹痛
    C. 腹部游走性肿块
    D. 肠梗阻
    E. 腹腔血性积液

18. 具备急性胰腺炎的诊断标准并伴有4项临床表现之一可诊断为重症胰腺炎。不属于4项临床表现的是
    A. 伴有1个或1个以上器官功能障碍
    B. 伴有胰腺坏死，假性囊肿或胰腺脓肿等局部并发症
    C. Ranson 评分≥3
    D. 血细胞比容（HCT）>40%
    E. 急性生理学及既往健康评分（APACHE Ⅱ）≥8

19. 慢性阻塞性肺疾病急性加重（AECOPD）最主要的诱因是
    A. 感染　　B. 电解质紊乱
    C. 呼吸肌疲劳　　D. 气胸
    E. 反流误吸

20. 关于无创脑血氧饱和度监测，叙述错误的是
    A. 是指大脑静脉血氧饱和度（SvO_2）
    B. 低于55%为异常
    C. 无创、连续
    D. 在低血压、脉搏搏动减弱、低温等情况下无法监测
    E. 较少受药物影响

21. 多器官功能障碍综合征（MODS）患者可无明显的感染病灶，但在血培养中见到肠道细菌，称为
    A. 肠源性感染　　B. 细菌移位
    C. 继发性感染　　D. 内毒素感染
    E. 隐性感染

22. 患儿，男性，16岁。体型消瘦，跑步时突发左侧胸痛、呼吸困难，血压75/50mmHg（1mmHg = 0.133kPa）。首先考虑的休克类型是
    A. 低血容量性休克
    B. 梗阻性休克
    C. 心源性休克
    D. 过敏性休克
    E. 感染性休克

23. 肝细胞损害导致的肝功能障碍不包括
    A. 糖代谢障碍
    B. 电解质代谢紊乱
    C. 胆汁分泌障碍
    D. 内毒素清除障碍
    E. 激素灭活功能障碍

24. 胸腔内压常超过10cmH_2O（1cmH_2O = 0.098kPa），抽气后压力下降又迅速复升的是
    A. 单纯性气胸　　B. 开放性气胸
    C. 张力性气胸　　D. 少量气胸
    E. 大量气胸

25. 关于急性肾功能不全综合防治策略，叙述不恰当的是
    A. 保证肾的灌注
    B. 避免使用肾毒性药物，防止肾进一步损伤
    C. 应尽量避免使用血液净化治疗，仅在出现危及生命的并发症时使用
    D. 尽可能纠正原发病
    E. 密切监测血流动力学

二、多选题：每道试题由 1 个题干和 5 个备选答案组成，题干在前，选项在后。选项 A、B、C、D、E 中至少有 2 个正确答案。

26. 需急诊手术的急腹症是
A. 嵌顿疝　B. 股疝
C. 肠管壁疝　D. 滑疝
E. 难复性疝

27. 胸外按压并发症包括
A. 肋骨骨折
B. 心脏破裂
C. 肾挫伤
D. 血、气胸
E. 肺挫伤

28. 可诱发或促进多器官功能障碍综合征（MODS）的因素有
A. 大量输血
B. 不恰当的机械通气
C. 机体抵抗力明显低下
D. 感染性休克
E. 严重创伤

29. 关于社区获得性肺炎（CAP），叙述正确的有
A. 一旦诊断 CAP，应尽快实施经验性抗生素治疗
B. HCAP 可按 CAP 处理
C. 抗生素的疗程通常为 14～21d
D. 肺炎链球菌仍是 CAP 最主要的病原体
E. 凡有 2 项或 2 项以上危险因素的患者均应住院治疗

30. 关于压力控制通气模式，叙述正确的是
A. 患者触发　B. 时间触发
C. 压力限制　D. 时间切换
E. 压力切换

31. 主动脉夹层引起的压迫症状可有
A. 压迫上腔静脉引起上腔静脉综合征
B. 压迫喉返神经导致声音嘶哑
C. 压迫颈交感神经节引起霍纳（Horner）综合征
D. 压迫腹腔动脉、肠系膜动脉可引起恶心、呕吐、腹胀、腹痛、黑便等
E. 压迫肾动脉可有血尿、尿闭及肾性高血压

32. 关于血气分析，叙述错误的有
A. 动脉乳酸水平与机体的氧债数量、低灌注的程度、休克的严重性关系密切，已成为衡量机体缺氧程度的重要标志之一
B. 血乳酸越高说明组织缺氧越严重
C. 中心静脉血氧饱和度（$ScvO_2$）操作简单，并且与混合静脉血氧饱和度（SvO_2）有很高的吻合性，在临床中可以替代 SvO_2 监测
D. 应对重症患者实行超正常氧输送的治疗来改善患者预后
E. 虽然血乳酸是反映组织缺氧的敏感指标，但单次乳酸测定有许多不足

33. 关于清除进入人体尚未被吸收的毒物，以下叙述正确的是
A. 洗胃时禁止仰卧位
B. 洗胃液每次注入量不宜超过 300ml
C. 洗胃液以热水为宜
D. 吞服强腐蚀性毒物者不宜洗胃
E. 应反复灌洗，直至回收液澄清为止

34. 三度房室传导阻滞的特点是
A. 房室分离
B. 心律不齐
C. 心房率大于心室率
D. QRS ≥120ms
E. 心率≤60 次/分

35. 关于妊娠急性脂肪肝，叙述错误的有

A. 以经产妇居多
B. 明显黄疸，但尿胆红素多为阴性
C. B 型超声：肝低回声
D. 肝活检：肝细胞广泛坏死
E. 多于妊娠早期发病

36. 冠状动脉造影的适应证有
A. 药物难以控制的心绞痛或休息时也有严重的心绞痛发作
B. 近期心绞痛症状加重
C. 心电图运动试验（+）
D. 双嘧达莫－铊闪烁照相存在可逆性缺损
E. 超声心动图应激试验有异常

37. 关于肝移植术后器官功能支持，叙述正确的是
A. 一般术后 12～36 小时停机，拔除气管插管
B. 为防止肺泡膨胀不全，应使用高水平的呼气末正压（PEEP）
C. 凝血酶原时间（PT）、活化部分凝血酶时间（APTT）如延长至正常值的 1.5 倍，应予以纠正
D. 所有原位肝移植术后早期患者应常规使用预防应激性溃疡药物
E. 肝移植术后进行营养支持治疗尽量选择肠内营养

38. 术后早期呼吸机相关性肺炎的常见病原菌包括
A. 大肠杆菌
B. 肺炎克雷伯菌
C. 流感嗜血杆菌
D. 肺炎链球菌
E. 耐甲氧西林金黄色葡萄球菌

39. 下列哪些药可镇痛或辅助镇痛
A. 解热镇痛类
B. 麻醉性镇痛药
C. 非阿片类中枢性镇痛药
D. 镇静催眠抗焦虑药
E. 非甾体类抗炎镇痛药

40. 气道压力释放通气需要设置的参数为
A. 高持续正压通气（CPAPH）水平
B. 低持续正压通气（CPAPL）水平
C. 气道压力释放频率
D. 预设呼吸频率
E. 释放时间（tL）

41. 关于一氧化氮吸入（NO）的应用，叙述正确的是
A. 常用于先天性心脏病患儿术后
B. 用于足月或近足月（＞妊娠 34 周）低氧性呼吸衰竭新生儿
C. 降低小儿和成人急性肺损伤（ALI）和急性呼吸窘迫综合征（ARDS）的病死率
D. 降低新生儿持续性肺动脉高压病死率
E. 不常规用于早产儿呼吸衰竭

42. 急性 ST 段抬高型心肌梗死的治疗，冠状动脉再灌注的方法有
A. 静脉溶栓
B. 急诊经皮冠状动脉介入治疗（PCI）
C. 紧急冠状动脉搭桥术
D. 抗凝治疗
E. 抗血小板治疗

43. 主动脉夹层临床多见于
A. 高血压病
B. 动脉粥样硬化
C. 主动脉狭窄
D. 二尖瓣狭窄
E. 马方综合征

44. 胸主动脉瘤的病因包括
A. 梅毒
B. 动脉粥样硬化
C. 细菌感染

D. 创伤性动脉瘤
E. 主动脉囊性中层坏死

45. 血行性感染的治疗措施有
A. 液体复苏及脏器功能支持
B. 正确使用抗菌药物
C. 感染灶控制
D. 生物反应调整疗法
E. 其他辅助治疗

三、共用题干单选题：以叙述一个以单一病人或家庭为中心的临床情景，提出 2～6 个相互独立的问题，问题可随病情的发展逐步增加部分新信息，每个问题只有 1 个正确答案，以考查临床综合能力。答题过程是不可逆的，即进入下一问后不能再返回修改所有前面的答案。

（46～48 共用题干）

患者，男性，78 岁。既往有冠心病病史，近几日食欲减退，此次因“胸闷 1 天”来医院急诊，由家人陪护，在急诊挂号时，突发意识丧失，摔倒在地。急诊科医师检查发现患者颈动脉搏动消失，瞳孔散大，立即心脏按压，开放气道接球囊通气，并转运至复苏室进行抢救。给予持续胸外按压、辅助通气，心电监护示心室颤动。

46. 接下来处理正确的是
A. 静脉注射肾上腺素 2mg
B. 单向同步除颤 360J
C. 静脉注射胺碘酮针 300mg
D. 单相非同步电除颤 200J
E. 双相非同步电除颤 200J

47. 如经持续胸外按压，并注射肾上腺素针、电除颤 2 次后，心电监护仍显示心室颤动，下一步如何处理
A. 继续注射肾上腺素 1mg，然后除颤
B. 继续除颤
C. 静脉注射胺碘酮针 300mg 后除颤
D. 静脉注射硫酸镁针后除颤
E. 静脉注射血管加压素后除颤

48. 患者经上述处理，恢复窦性心律，意识转清，自主呼吸恢复，血压 130/70mmHg，心电图示下壁、后壁和右室心肌梗死，5 分钟后再发心室颤动，除颤后恢复窦性心律，此后反复发作 4 次，均予除颤后恢复窦性心律，接下来进一步最佳处理是
A. 溶栓治疗
B. 予抗血小板聚集、抗凝
C. PCI
D. 予胺碘酮针静脉滴注
E. 纠正电解质紊乱

（49～51 共用题干）

患者，因突发头痛、呕吐 1 天就诊。既往有高血压病史，发病时血压为 240/110mmHg，查体可见神清，颈项强直，脑膜刺激征阳性，生理反射存在，病理征未引出。

49. 该患者目前首选的检查是
A. 头颅 MR　　B. 脑电图
C. TCD　　D. 头颅 CT
E. 肌电图

50. 经过上述检查可见基底池弥散性高密度影像，故该患者需要考虑诊断为
A. TIA
B. 脑出血
C. 蛛网膜下腔出血
D. 多发性硬化
E. 脑梗死

51. 上述疾病最常见的发病原因是
A. 高血压　　B. 脑血管畸形
C. 颅内肿瘤　　D. 凝血功能障碍
E. 颅内动脉瘤

(52～54 共用题干)

患者，女性，60 岁。体重 50kg。因急性上消化道出血行胃镜检查，在检查后突发胸痛，心电图发现为前壁心肌梗死而入住 ICU。患者全身冰凉，发绀以及尿量减少。查体：HR 110 次/分 BP 119/66mmHg，R 27 次/分。置入漂浮导管发现 CVP 6mmHg，PAP 36/16mmHg，PAWP 10mmHg，CO 3.1L/min。动脉血气分析：pH 7.37，$PaCO_2$ 35mmHg，PaO_2 65mmHg，SaO_2 91%，SvO_2 51%。Hb 8.2g/dl。

52. 混合静脉血氧饱和度（SvO_2）代表的是全身组织水平氧供和氧耗的平衡，一般临床上其参考范围是
   A. 0.51～0.62　B. 0.63～0.74
   C. 0.73～0.85　D. 0.81～0.90
   E. 0.65～0.75

53. 该患者在置入肺动脉漂浮导管时，已出现心房内的波形，再次推进 20cm 仍未见波形改变，此时将如何操作
   A. 继续缓慢前进
   B. 缓慢撤回导管后再前进
   C. 可把导管退出，并用热水冲洗，以软化导管后再进入
   D. 快速撤回导管以防造成心律失常
   E. 不退导管，但需旋转变化导管位置后再前进

54. 根据患者目前的指标，为了增加氧气的输送，下面哪一项处置的效果最好
   A. 补充晶体液使 PAWP 回到 16mmHg
   B. 输血使 Hb 升到 10g/dl
   C. 使用多巴酚丁胺使 CO 回到 4.0L/min
   D. 增加 FIO_2 使得 PaO_2 升至 90mmHg
   E. 利尿使尿量达 30ml/h

(55～58 共用题干)

患者，男性，75 岁。因“胸闷、喘息加重并发热 3 天”来诊。反复咳嗽、咳痰、气促 25 年，高血压 20 年。查体：体温 38.4℃，呼吸 35 次/分，心率 131 次/分，血压 110/60mmHg（1mmHg = 0.133kPa），双肺呼吸音对称增粗，可闻及中量哮鸣及粗湿啰音，实验室检查：pH < 7.24，动脉血氧分压（PaO_2）53mmHg，动脉血二氧化碳分压（$PaCO_2$）71mmHg，血乳酸（Lac）2.8mmol/L；血白细胞 12.5×10^9/L，中性粒细胞 0.83，血肌酐（Cr）101mmol/L，心肌肌钙蛋白I（cTnI）1.0μg/L。

55. 应首先考虑的诊断是
   A. 急性心肌梗死
   B. 肺不张
   C. 肺栓塞
   D. 急性呼吸窘迫综合征（ARDS）
   E. 肺部感染

56. 最有助于明确诊断的检查是
   A. 心电图
   B. 胸部 X 线片
   C. 肺动脉造影（CTPA）
   D. 痰培养
   E. 肺功能检查

57. 经验性选择应用的抗生素是
   A. 头孢他啶＋万古霉素
   B. 亚胺培南＋万古霉素
   C. 头孢他啶＋阿奇霉素
   D. 亚胺培南＋阿奇霉素
   E. 万古霉素＋阿奇霉素

58. 治疗方案正确的是
   A. 控制性吸氧，氧流量 4L/min
   B. 呼吸机支持呼吸
   C. β 受体激动剂缓解气道痉挛
   D. 早期足量激素治疗，减轻炎症反应
   E. 广谱抗生素

(59～60 共用题干)

患者，男性，65 岁。因结肠癌引起完全性肠梗阻行急诊手术治疗，术后出现吻

合口瘘，患者消瘦明显。

59. 为评价该外科患者的营养状态，最简单而实用的指标是

A. 近期体重下降程度和三头肌皮褶厚度

B. 血清转铁蛋白和视黄醇结合蛋白

C. 握力和三头肌皮褶厚度

D. 近期体重下降程度和血浆白蛋白水平

E. 氮平衡试验

60. 对于该患者来讲，机体处于手术、感染等应激情况下，能量代谢的变化中错误的是

A. 机体出现高代谢和分解代谢

B. 脂肪动员加速

C. 蛋白质分解加速

D. 处理葡萄糖能力增强

E. 机体处于负氮平衡

（61～63 共用题干）

患者，女性，34 岁。主因“发热，尿频，尿急 1 天”就诊。查体：体温 39℃，血压 130/70mmHg，双肾区叩痛（+）。尿常规：白细胞满视野，红细胞 10～15 个/HP，蛋白（+）。

61. 最可能的诊断是

A. 急性肾小球肾炎

B. 慢性肾小球肾炎急性发作

C. 急性肾盂肾炎

D. 慢性肾盂肾炎隐匿型

E. 急性膀胱炎

62. 该患者尿路感染最常见的病原菌是

A. 真菌　　B. 克雷伯菌

C. 大肠埃希菌　　D. 葡萄球菌

E. 变形杆菌

63. 该疾病的治疗措施正确的是

A. 口服环丙沙星 3 天

B. 口服复方磺胺甲基异噁唑 7 天

C. 根据细菌药物敏感试验选用有效的抗生素治疗 2 周

D. 联合应用 2 种以上抗生素进行治疗

E. 应用中药治疗

（64～65 共用题干）

患者，男性，78 岁。体重 60kg。全胃切除术后 6d，出现大量肠液自腹腔引流管流出，左上腹疼痛，查体：左上腹轻压痛，无肌紧张，肠鸣音 3～4 次/min。

64. 首选治疗措施是

A. 急诊手术

B. 全胃肠外营养液

C. 要素饮食

D. 普通饮食

E. 输白蛋白

65. 如患者发热，体温 38℃，每天应给予的热卡是

A. 800kcal　　B. 1500kcal

C. 2200kcal　　D. 2900kcal

E. 3600kcal

四、案例分析题：每道案例分析题至少 3～12问。每问的备选答案至少 6 个，最多 12 个，正确答案及错误答案的个数不定。考生每选对一个正确答案给 1 个得分点，选错一个扣 1 个得分点，直至扣至本问得分为 0，即不含得负分。案例分析题的答题过程是不可逆的，即进入下一问后不能再返回修改所有前面的答案。

（66～70 共用题干）

患者，男性，40 岁。既往体健。今晨突然呕鲜血 300ml 伴血块，继之排柏油样便 2 次，血压 140/90mmHg，心率 110 次/分，肝肋下未触及，脾肋下 2cm，腹部移动性浊音阳性。

66. 对该患者诊断时应重点关注的是

A. 血红蛋白的高低

B. 出血部位的判断
C. 出血原因的判断
D. 出血是否停止的评估
E. 出血量的判断
F. 输血史

67. 关于急性上消化道出血，下述说法正确的有
A. 出血量超过 5ml，即可出现柏油样便
B. 出血早期血压、血红蛋白可正常
C. 咖啡渣样液提示出血时间较久
D. 48 小时内可做急诊胃镜检查
E. 大量出血就是食管胃底静脉曲张破裂出血
F. 一次出血量不超过 400ml 时，可不出现低血压等全身症状

68. 若患者入院时血压 60/40mmHg，心率 130 次/分，则抢救时首先应采取的措施是
A. 胃镜下套扎食管曲张静脉
B. 紧急手术
C. 静滴生长抑素（施他宁）
D. 快速输液，补充血容量或输血
E. 去甲肾上腺素加冰生理盐水口服
F. 使用凝血酶粉止血

69. 患者经治疗后病情已好转，无再发呕血、黑便，今晨起感头晕、心慌。查血压 80/60mmHg，脉搏 118 次/分，血尿素氮 12.4mmol/L，最可能的原因是
A. 肾功能不全　B. 电解质紊乱
C. 酸中毒　D. 再次出血
E. 低血糖
F. 心功能不全

70. 如患者用药后仍有活动性出血，采用三腔二囊管压迫治疗时，下述正确的是
A. 插管前应检查气囊有无漏气
B. 胃囊注入空气 100 ~ 200ml
C. 胃囊内压力 2.67 ~ 5.34kPa
D. 食管囊内注入空气 250 ~ 300ml
E. 食管囊内压力 4.67 ~ 6kPa
F. 以 0.5kg 重沙袋（或盐水瓶）通过滑车固定于床头架上牵引

（71 ~ 73 共用题干）

患者，女性，83 岁。因“反复发热、咳嗽、咳痰 1 周，呼吸困难 3 天”入院。鼻导管吸氧 $SaO_2 < 80\%$，行气管插管，呼吸机辅助通气。查体：端坐位，大汗淋漓，可见三凹征，心率 153 次/分，呼吸 42 次/分，双肺呼吸音尚对称，可闻及哮鸣音。予氨茶碱治疗有所缓解。血气分析：PaO_2 52mmHg，$PaCO_2$ 45mmHg，D-二聚体 8.5mg/L。

71. 该患者可能的诊断有
A. 慢性阻塞性肺疾病急性加重
B. 心源性哮喘
C. 重症哮喘
D. 急性肺栓塞
E. 支气管肺炎
F. 自发性气胸

72. 追问病史，患者原有哮喘发作史，结合影像学检查，患者诊断考虑重症哮喘，其中可以解除气道痉挛的药物有
A. 沙丁胺醇
B. 非诺特罗
C. 异丙托溴铵（爱全乐）
D. 氢化可的松
E. 曲尼司特
F. 茶碱

73. 治疗哮喘可选用多种不同机制药物合用，下列作用机制不正确的是
A. β 受体激动剂，激活腺苷环化酶，使细胞内环磷酸酰胺增加
B. 抗胆碱药，阻断节后迷走神经通路，降低迷走神经兴奋性，舒张支

气管，并减少痰液分泌

C. 茶碱类，抑制磷酸二酯酶，提高细胞内环磷酸酰胺浓度

D. 扎鲁司特，脱敏作用

E. 糖皮质激素，抑制炎症反应

F. 短效 β_2 受体激动剂是目前最常用于迅速改善急性哮喘症状的药物

（74～77 共用题干）

患者，女性，18 岁。因“胸痛伴呼吸困难 1 个月”来诊。在当地医院诊断为血性胸腔积液，给予抽取胸腔积液治疗 1 个月，胸痛缓解出院。出院后第 2 天再次出现胸痛，遂来诊。自幼有反复鼻出血史。查体：血压 100/76mmHg（1mmHg = 0.133kPa）。意识清，精神紧张。口唇无发绀，颈静脉无充盈。双肺呼吸音粗，无啰音。心率 80 次/分，律齐，左背下部可闻及收缩期 3/6 吹风样杂音。双手及背部可见散在红色血管瘤，直径 1～2mm，压之褪色。双下肢无水肿。

74. 患者入院后应常规进行的检查是

A. 心电图

B. 超声心动图

C. 肺动脉造影（CTPA）

D. 血常规

E. 胸部 X 线片

F. 动脉血气分析

G. 胸腔积液常规及生化检查

75. 此时的治疗是（提示：胸部 X 线片：左侧胸腔少量积液。超声心动图：左心室舒张末期内径（LVEDd）45mm，右心室内径（RV）20mm，估测肺动脉收缩压 47mmHg，检查发现左下肺动静脉瘘。）

A. 静脉应用止血药

B. 继续抽胸腔积液

C. 介入封堵肺动静脉畸形

D. 抗生素预防感染

E. 卧床休息，避免剧烈活动

F. 吸氧

76. 患者目前诊断为（提示：右心导管检查发现肺动脉平均压为 45mmHg，心排血量（CO）3.0L/min，肺毛细血管楔压（PCWP）10mmHg，肺血管阻力（PVR）11.7 Wood 单位，介入封堵成功。）

A. 遗传性出血性毛细血管扩张症相关性肺动脉高压

B. 肺血管炎相关性肺动脉高压

C. 特发性肺动脉高压

D. 慢性血栓栓塞性肺动脉高压

E. 左心疾病相关性肺动脉高压

F. 肺血管发育不良

77. 目前的治疗是（提示：介入封堵术后出现活动后心悸，行走 100 米心率可达 150 次/分，休息 5 分钟即可恢复正常。）

A. 注意休息

B. 吸氧

C. 口服利尿剂

D. 地高辛

E. 口服西地那非

F. 口服波生坦

G. 吸入伊洛前列素

H. 口服阿魏酸钠

I. 静脉滴注前列地尔

（78～81 共用题干）

患者，男性，52 岁。于 2006 年 9 月 26 日因“黑便 5 小时”入院。患者既往有肝炎、肝硬化病史 5 年，于 2005 年 3 月、11 月及 2006 年 4 月因“肝硬化腹水”先后 3 次住院，病情好转出院，出院后一直服用保肝药物。本次入院前自觉乏力症状

加重，恶心、未吐，排暗红色血便4次，量约1600ml。入院后查体：贫血貌，血压66/31mmHg（1mmHg = 0.133kPa），全身皮肤黏膜及巩膜中度黄染，心肺未见异常，肝肋下未触及，脾左肋下7cm，移动性浊音阴性，双下肢无水肿。实验室检查：血红蛋白63g/L，血小板（PLT）50×10^9/L，总胆红素68μmol/L，结合胆红素19μmol/L，丙氨酸转氨酶（ALT）65U/L，天冬氨酸转氨酶（AST）85U/L，凝血酶原时间（PT）20秒，凝血酶原活动度（PTA）0.41，血钠127mmol/L。

78. 患者初步诊断可能有哪些疾病
    A. 肝炎后肝硬化失代偿期
    B. 上消化道出血
    C. 原发性肝癌
    D. 继发性血小板减少症
    E. 电解质紊乱
    F. 失血性贫血

79. 住院第4天复查：PT和PTA 2分钟不凝（9月29日～10月12日期间5次监测），监测血小板呈进行性下降（血小板最低达17×10^9/L），部分凝血酶原时间（APTT）115秒，D－二聚体1.2mg/L（正常值0～0.3mg/L），纤维蛋白原1.1g/L（正常值2.0～4.0g/L），纤维蛋白（原）降解产物（FDP）>50g/L（正常值5～10mg/L）。根据上述表述，患者合并有
    A. 特发性血小板减少性紫癜
    B. 弥散性血管内凝血
    C. 骨髓异常增生综合征
    D. 自身免疫性溶血性贫血
    E. 微血管损伤
    F. 肝硬化脾功能亢进加重

80. PT（凝血酶原时间）延长可见于哪些情况
    A. 先天性因子Ⅱ、Ⅴ、Ⅶ、Ⅹ缺乏
    B. 无纤维蛋白原血症
    C. DIC
    D. 胆汁淤积性黄疸
    E. 血循环中有抗凝物质或口服避孕药
    F. 维生素K缺乏症

81. 对该患者进行治疗哪些措施是不恰当的
    A. 补充血浆、血小板、凝血因子
    B. 生长抑素
    C. 氨甲苯酸
    D. 羟乙基淀粉
    E. 6－氨基己酸
    F. 头孢曲松

（82～85共用题干）

患者，女性，83岁。活动时胸闷、胸痛6年余，加重2小时入院。查体：BP 120/76mmHg，P 102次/分，R 25次/分，端坐呼吸，双肺广泛干湿啰音，心脏听诊未闻及病理性杂音，双下肢无水肿。心肌酶谱升高，心电图示：V1～V5导联Q波形成，ST段抬高。

82. 患者本次的初步诊断为
    A. 晕厥　　B. 心脏破裂
    C. 心肌梗死　　D. 肺栓塞
    E. 心功能不全　　F. 急性心肌炎

83. 入院时可选用的药物有
    A. 阿司匹林
    B. 氯吡格雷（波立维）
    C. 阿托伐他汀钙（立普妥）
    D. 单硝酸异山梨酯缓释片（欣康）
    E. 美托洛尔
    F. 奥美拉唑

84. 入院第2天患者突发胸痛加剧，血压测不出，进而意识丧失，经抢救无效死亡。患者出现心搏骤停可能的心电图表现为

A. 心房颤动
B. 心室颤动
C. 窦性心动过缓
D. 无脉性室性心动过速
E. 无脉电活动
F. 心室静止

85. 出现心搏骤停后应采取的急救措施为
A. 胸外人工按压
B. 人工呼吸
C. 开通气道
D. 电除颤
E. 建立静脉通路
F. 抗生素

（86～90 共用题干）

患者，男性，62 岁。既往病史不详，1 个月前因带状疱疹所致疼痛，在外院诊治，用药不详。本次因“食欲下降 1 周，神志改变 1 天”入院。查体：神志朦胧，语无伦次，全身皮肤及巩膜黄染，未见肝掌、蜘蛛痣，肝脾肋下未触及，颈软，四肢肌力检查不合作，两侧巴氏征可疑阳性。

86. 该患者初步诊断最有可能是
A. 脑出血　B. 脑梗死
C. 病毒性脑炎　D. 肝衰竭
E. 精神病　F. 中毒
G. 低血糖

87. 对判断患者病情轻重有重要意义的辅助检查是
A. 肝功能
B. 肝炎免疫
C. 凝血功能
D. 头部 CT
E. 腹部 CT 或 B 超
F. 脑电图

88. 如该患者肝功能检查提示血总胆红素 435μmol/L，ALT 1256U/L，其肝功能异常发生的基础是
A. 肝细胞发生凋亡
B. 肝细胞急剧坏死且再生能力不足
C. 肝细胞急剧坏死且再生能力过强
D. 肝细胞无坏死但再生能力不足
E. 肝细胞无坏死但再生能力过强
F. 肝细胞无坏死

89. 如对该患者进行治疗，下列措施中正确的是
A. 血氨增高宜用谷氨酸钠
B. 肥皂水灌肠
C. 限制蛋白质饮食
D. 口服新霉素
E. 躁动不安时用安定类药物
F. 宜使用短链氨基酸制剂

90. 如患者病情进展，进入晚期肝衰竭则可能出现
A. 难治性肝肾综合征
B. 3 度以上肝性脑病
C. 严重出血倾向
D. 难以纠正的电解质紊乱
E. 凝血酶原活动度 30%～40%
F. 难以控制的感染

（91～95 共用题干）

患者，男性，45 岁。被人发现意识不清 2 小时，既往有高血压、糖尿病史，一直口服二甲双胍、拜糖平。查体：体温 37.1℃，血压 95/55mmHg，心率 135 次/分钟，氧饱和度 95%，浅昏迷，双侧瞳孔等大同圆，直径约 3mm，对光反射迟钝，呼吸深大，呼气中有烂苹果气味。双肺呼吸音粗，右下肺可闻及少量湿啰音，心律齐，未闻及杂音。右下肢小腿肿胀，皮温稍高，右下肢足背动脉搏动正常。

91. 首先需要进行的检查是
A. 头颅 CT
B. 肌红蛋白、CK/CK－MB
C. 血、尿、便常规

D. 电解质、肝、肾功能
E. 血糖
F. 血酮体
G. 胸片
H. 心电图
I. 血气分析

92. 患者测血糖30mmol/L，血酮体（+++），Na^+ 130mmol/L，Cl^- 96mmol/L，K^+ 4.9mmol/L，ALT 90U/L，AST 145U/L，肌红蛋白 1000ng/L，CK 21456U/L，CK-MB145U/L，肌酐195μmol/L，尿素氮27.3mmol/L，白细胞 1.1×10^9/L，中性粒细胞0.80，pH 7.30，阴离子间隙25，CO_2结合力20，胸片提示右下肺可见斑片状模糊影；头颅CT检查阴性。该患者考虑的诊断为
A. 2型糖尿病
B. 糖尿病酮症酸中毒
C. 糖尿病高渗性昏迷
D. 脑干梗死
E. 脑出血
F. 右下肺炎
G. 低血糖昏迷
H. 横纹肌溶解症
I. 低钠血症

93. 需要紧急进行的治疗措施是
A. 0.9%氯化钠1000~2000ml于2小时内快速静脉滴注
B. 静脉滴注胰岛素20U，然后按0.1U/（kg·小时）静脉注入胰岛素
C. 5%碳酸氢钠100ml静脉滴注
D. 呋塞米20mg静脉推注
E. 甘露醇125ml快速静脉滴注
F. 补钾剂量按3~6mmol/kg，浓度为40mmol/L给予
G. 静脉使用二代头孢抗感染
H. 5%葡萄糖2000ml+胰岛素25U静脉滴注

94. 在治疗过程中需要注意观察的有
A. 电解质
B. 右下肢肿胀情况
C. 右下肢足背动脉波动
D. 神志、瞳孔变化
E. 尿量
F. 血气分析
G. 复查胸片
H. 血糖
I. 血酮体

95. 4小时内静脉补液3500ml生理盐水后患者神志转为嗜睡，双侧瞳孔等大同圆，对光反射灵敏，每小时尿量为400~600ml。心率105次/分钟，血压110/70mmHg，右下肢肿胀有少量水泡，足背动脉波动正常，血糖13.5mmol/L，Na^+ 150mmol/L，K^+3.9mmol/L。下一步的治疗措施是
A. 5%葡萄糖1000ml+胰岛素16U静脉滴注
B. 经胃管注入温开水500ml
C. 20%白蛋白100ml静脉滴注
D. 20%甘露醇125ml快速静脉滴注
E. 呋塞米40mg静脉注入
F. 10%葡萄糖500ml+胰岛素12U
G. 右下肢骨筋膜切开
H. 使用高效碘消毒并湿敷右下肢

（96~100共用题干）

患者，男性，62岁。慢性咳嗽、咳痰10余年。有冠心病病史5年，平时无症状。昨日因胃溃疡大出血急诊手术治疗，手术后第1天出现呼吸困难，伴发热。动脉血气分析（呼吸空气时）：pH 7.48，PaO_2 50mmHg（6.7kPa），$PaCO_2$ 30mmHg（4.0kPa）；心电图未见明显ST-T改变；D-二聚体0.5ng/L；胸片示双肺纹理增

粗，普遍模糊。

96. 该病例的诊断下列不可能的是
   A. 肺栓塞
   B. 急性呼吸窘迫综合征
   C. 肺部感染
   D. 肺不张
   E. 急性左心衰竭
   F. 急性心肌梗死

97. 为确定或排除急性左心衰竭，最有用的监测指标是
   A. 右心房压
   B. 右心室舒张末期压
   C. 平均肺动脉压
   D. 肺动脉楔压
   E. 右心排出量
   F. 中心静脉压

98. 关于 ARDS 的诊断应满足的条件是
   A. 有 ARDS 的高危因素
   B. 急性起病，呼吸频数和（或）呼吸窘迫
   C. 低氧血症：$PaO_2/FiO_2 \leqslant 200mmHg$
   D. 胸部 X 线检查显示双肺浸润阴影
   E. PAWP≥18mmHg
   F. 出现呼吸困难，伴发热

99. 如果床旁胸片复查示右肺大片阴影，密度均匀，右肋膈角不清，结合病史，其诊断不考虑
   A. 肺不张　　B. 肺部感染
   C. 胸腔积液　　D. 肺泡出血
   E. 肺栓塞　　F. 肺炎

100. 患者呼吸困难加重，呈端坐位，双肺底水泡音伴广泛哮鸣音，剧咳，有较多泡沫痰，其诊断应首先考虑
   A. 急性左心衰竭，肺水肿
   B. 间质性肺水肿
   C. 全心衰竭
   D. 合并支气管哮喘
   E. 自发性气胸
   F. 非心源性休克

全真模拟试卷（三）

一、单选题：每道试题由 1 个题干和 5 个备选答案组成，题干在前，选项在后。选项 A、B、C、D、E 中只有 1 个为正确答案，其余均为干扰选项。

1. 患者，男性，28 岁。因“车祸外伤，多发肋骨骨折、肺挫伤”入院。出现呼吸窘迫，考虑并发 ARDS，予呼吸机辅助通气，下列哪项呼吸功能监测指标与病情不符

A. 呼吸频率增快

B. 胸肺顺应性增加

C. 肺泡－动脉氧分压差增加

D. 肺内分流增加

E. VD/VT 比值异常

2. 患者，女性，34 岁。自幼有哮喘病，并有家族史，咽痛、发热 2 日，去医院就诊，医师给予注射青霉素 80 万 U。由于病情未见好转，第二天再次注射青霉素，注射后 3 分钟，患者喉痉挛，全身发绀，呼吸困难，立即注射肾上腺素后，患者 30 分钟内几乎康复，此患者对青霉素的反应不属于

A. 速发型超敏反应

B. 细胞毒型超敏反应

C. 免疫复合物型超敏反应

D. 迟发型超敏反应

E. 自身免疫病

3. 患者，女性，78 岁。发热、腹痛、皮肤黄染 2 天，少尿 1 天。查体：神志不清，体温 39℃，血压 70/40mmHg，心率 130 次/分钟，全身湿冷。留置导尿见尿色深黄，尿量 50ml。化验 pH 7.23，PaO_2 68mmHg，$PaCO_2$ 24mmHg，BE －12mmol/L，K^+ 5.0mmol/L，血肌酐 218μmmol/L，血尿素氮 20mmol/L。患者治疗过程中观察尿量是很重要且很有意义的指标，治疗目标是多少｛ml/(kg·h)｝

A. 0.5　　B. 1.0

C. 1.5　　D. 2.0

E. 2.5

4. 患儿，6 岁。现被诊断为脑膜炎，治疗选用青霉素的原因是

A. 易通过血脑屏障

B. 青霉素副作用少

C. 青霉素属于水溶性药物

D. 青霉素是大分子

E. 青霉素属于解离性药物

5. 关于心脏收缩功能的决定因素，描述不正确的是

A. 心肌收缩力　　B. 心率

C. 回心血量　　D. 后负荷

E. 心房心室腔大小

6. 持续机械通气超过一定时间仍不能顺利脱机称为延长机械通气，该时间是

A. 2 周　　B. 3 周

C. 4 周　　D. 5 周

E. 6 周

7. 纠正休克并发酸中毒的关键在于

A. 利尿

B. 过度通气

C. 改善组织灌注

D. 使用碳酸氢钠

E. 升高血压

8. 主动脉夹层紧急处理中的降压治疗首选
A. 血管紧张素转换酶抑制药（ACEI）
B. 肼苯哒嗪
C. 硝普钠 + β 受体拮抗剂
D. 呋塞米（速尿）
E. 硝苯地平

9. 重症急性胰腺炎的发病机制不包括
A. 肠道细菌易位学说
B. 胰腺自身消化学说
C. 炎症反应学说
D. 细胞凋亡学说
E. 胰腺腺泡内钙超载学说

10. 与垂体危象的临床表现有关的是
A. ACTH 和 TSH 增高
B. ACTH、TSH 和促性腺激素，及其相应激素水平均可降低
C. ACTH、TSH 和 GH 增高
D. ACTH、TSH 和 GH 均减低
E. 只与 ACTH 降低有关

11. 可以使肠内酸化，减少氨吸收的药物是
A. 乳果糖
B. 左旋多巴
C. 肾上腺皮质激素
D. 溴隐亭
E. 新霉素

12. 气道压力释放通气不适用于
A. 肺挫伤
B. 急性肺水肿
C. 慢性阻塞性肺疾病
D. 重症肺炎
E. 急性呼吸窘迫综合征

13. 不属于急性冠状动脉综合征的疾病是
A. 急性 ST 段抬高型心肌梗死
B. 急性非 ST 段抬高型心肌梗死
C. 稳定型心绞痛
D. 不稳定型心绞痛
E. 心源性猝死

14. 高血压危象时收缩压可高达
A. 180mmHg　　B. 200mmHg
C. 220mmHg　　D. 240mmHg
E. 260mmHg

15. 急性呼吸窘迫综合征（ARDS）的本质是
A. 肺微血管充血、出血
B. 肺毛细血管内皮细胞和肺泡上皮细胞损伤
C. 肺水肿
D. 肺渗出
E. 肺纤维化

16. 关于重症急性胰腺炎的治疗原则，叙述错误的是
A. 早期积极的液体复苏
B. 营养支持
C. 尽快明确病因，进行针对性治疗
D. 胰腺休息疗法
E. 立即进行手术治疗

17. 抢救急性肺水肿的药物除外
A. 依那普利　　B. 利尿剂
C. 硝普钠　　D. 吗啡
E. 氨茶碱

18. 急性生理学及既往健康评分（APACHE Ⅱ）中的项目不包括
A. 格拉斯哥昏迷评分
B. 平均动脉压
C. 血浆 HCO_3^-
D. 血肌酐
E. 丙氨酸氨基转移酶

19. 鼻塞给氧或鼻导管给氧的缺点不包括
A. 吸氧浓度不恒定
B. 对局部有刺激
C. 易于堵塞

D. 不适用于慢性阻塞性肺疾病（COPD）患者
E. 提供的吸氧浓度不能超过50%

20. 关于压力支持通气，叙述不正确的是
A. 自主呼吸影响呼吸频率
B. 压力支持水平的增加可引起呼吸频率的增加
C. 自主呼吸能力越强，潮气量越大
D. 压力上升时间和呼气灵敏度影响潮气量
E. 自主呼吸能力决定吸气时间

21. 与心律失常有着密切关系的电解质是
A. 钾离子　B. 钠离子
C. 氯离子　D. 钙离子
E. 磷离子

22. 不属于增加围术期心脏并发症的临床高危因素的是
A. 不稳定性冠状动脉综合征
B. 超过1个月的心肌梗死
C. 心肌梗死失代偿性心力衰竭
D. 有临床意义的心律失常
E. 严重瓣膜疾病

23. 不属于腹腔室隔综合征的是
A. 腹内压25mmHg（1mmHg=0.133kPa），腹腔灌注压（APP）45mmHg
B. 腹内压10mmHg，APP 60mmHg
C. 腹内压30mmHg，APP 30mmHg
D. 腹内压35mmHg，APP 30mmHg
E. 腹内压20mmHg，APP 40mmHg

24. 降低颅内压（ICP）治疗的适应证为
A. ICP>8mmHg（1mmHg=0.133kPa）
B. ICP>14mmHg
C. ICP>20mmHg
D. ICP>25mmHg
E. ICP>30mmHg

25. 患者，男性，57岁。被家人发现昏迷1小时送入院。家属诉该患者已头痛约2天，视物模糊1天，曾呕吐1次。既往体健，但近期患感冒，咳嗽较重。检查发现右侧瞳孔大于左侧，对光反应差，病理反射未引出。对该患者的快速诊断价值不大的检查是
A. 颅脑CT　B. 颅脑MRI
C. 颅脑X线片　D. 脑血管造影
E. 腰椎穿刺

二、多选题：每道试题由1个题干和5个备选答案组成，题干在前，选项在后。选项A、B、C、D、E中至少有2个正确答案。

26. 下列哪些是营养状态的评估指标
A. 三头肌皮褶厚度
B. 血红蛋白总量
C. 淋巴细胞总数
D. 上臂中部周长
E. 血清白蛋白的水平

27. 急性肺动脉栓塞溶栓的绝对禁忌证包括
A. 近期曾行心肺复苏
B. 血小板计数 $<100\times10^9/L$
C. 15天内的严重创伤
D. 近2个月自发性颅内出血
E. 有活动性内出血

28. 无脉搏性电活动常见于以下哪些疾病
A. 严重心脏病的终末表现
B. 高血压病
C. 心脏骤停的电击治疗后
D. 心包压塞
E. 急性心肌梗死伴心源性休克

29. 急性生理学及既往健康评分（APACHE Ⅱ）应用的临床意义包括
A. 评估疾病严重程度
B. 预测患者预后

C. 减少医护人员的工作量
D. 实现滴定式、目标式治疗
E. 用于科研或学术交流，使得治疗组、对照组间的病情严重度有可比性

30. 应用无创通气时患者应具备的基本条件是
A. 意识清醒
B. 有自主呼吸能力
C. 血流动力学稳定
D. 依从性好，能够耐受无创通气
E. 有自主咳嗽能力

31. 内源性呼气末正压（PEEP）产生的原因为
A. 气道阻力增加
B. 弹性阻力降低
C. 呼气时间过长
D. 呼气流速受限
E. 呼吸系统顺应性降低

32. 室性心动过速的心电图特点有
A. 房室分离
B. 室性融合波
C. QRS 波≥120 ms
D. 心率≤100 次/分
E. 心律不齐

33. 提示支气管哮喘患者病情危重的是
A. 哮鸣音减弱甚至消失
B. $PaCO_2 > 50mmHg$
C. $PaCO_2 < 30mmHg$
D. 脉率变慢或不规则
E. $PaO_2 < 60mmHg$

34. 下列哪项不能鼻插管
A. 腭裂
B. 鼻道畸形
C. 上颌骨骨折合并颅底骨折脑脊液漏
D. 舌癌
E. 腮腺肿瘤

35. 将放疗作为镇痛方法，下列描述正确的有
A. 主要用于恶性肿瘤
B. 软组织肿块所致疼痛效果差
C. 肿瘤侵犯骨质所致疼痛效果最好
D. 所有肿瘤性的疼痛都首选该法
E. 效果好坏与肿瘤的组织学类型有关

36. 低流量供氧系统的给氧方法有
A. 鼻塞或鼻导管给氧法
B. 无重复呼吸和部分重复呼吸面罩给氧法
C. 普通面罩给氧法
D. 气管内给氧法
E. 密闭面罩加压给氧法

37. 感染性休克代偿期的改变可能是
A. 面色苍白发灰
B. 意识改变
C. 尿量 <2ml/(kg·h)
D. 外周动脉搏动细弱
E. 毛细血管再充盈时间≤2 秒

38. 心脏压塞的主要治疗方法有
A. 紧急心包穿刺术
B. 冠状动脉旁路移植术
C. 心包腔引流术
D. 剑突下经皮心包开窗探查术
E. 开胸心脏探查术

39. 临床可用于治疗造影剂相关肾损伤的方法包括
A. 血液净化
B. 碱化尿液
C. 积极水化
D. 预防性应用 *N* – 乙酰半胱氨酸
E. 大剂量利尿剂

40. 急性呼吸窘迫综合征（ARDS）的主要临床表现为

A. 呼吸窘迫
B. 紫绀
C. 顽固性低氧血症
D. 呼吸频数
E. 休克

41. 复苏后保护脑功能的主要措施包括
A. 继续吸氧，保持氧饱和度在100%
B. 勿常规应用过度通气
C. 治疗性低体温
D. 常规给予甘露醇和呋塞米
E. 避免体温过高

42. 有关芬太尼叙述正确的有
A. 维持时间短
B. 起效迅速
C. 镇痛效果好
D. 反复注射有蓄积作用
E. 易引起呼吸抑制

43. 在压力控制通气模式时，潮气量的决定因素包括
A. 预设压力
B. 预设吸气时间
C. 呼气末肺泡内压
D. 呼吸系统的阻力
E. 呼吸系统的顺应性

44. 关于休克患者的一般临床监测指标，叙述正确的有
A. 意识状态反映脑组织血液灌流情况
B. 皮肤温度和色泽是体表血管灌注情况的标志
C. 血压是反映休克程度及治疗效果最敏感的指标
D. 心率的变化多出现在血压下降之前
E. 尿量是反映肾血液灌注的指标

45. 通过 Swan - Ganz 导管可测量的参数有
A. 右心房压（RAP）
B. 肺动脉楔压（PAWP）
C. 肺动脉压（PAP）
D. 心排血量（CO）
E. 混合静脉血氧饱和度

三、共用题干单选题：以叙述一个以单一病人或家庭为中心的临床情景，提出2~6个相互独立的问题，问题可随病情的发展逐步增加部分新信息，每个问题只有1个正确答案，以考查临床综合能力。答题过程是不可逆的，即进入下一问后不能再返回修改所有前面的答案。

（46~48 共用题干）

患者，男性，52 岁。因“车祸致脾破裂，大量失血”来诊。入院后血红蛋白降至 45g/L，血压降至 70/40mmHg（1mmHg = 0.133kPa）。急诊行脾切除术，并予输血、输液治疗，术后查血红蛋白 95g/L，血压维持在 110/75mmHg 左右，但患者出现尿量减少，24 小时 300ml，血钾 6.5mmol/L，血肌酐 190μmol/L。

46. 该患者目前需紧急处理的问题为
A. 高钾血症
B. 肌酐增高
C. 少尿
D. 预防感染
E. 输血提高血红蛋白

47. 不宜选用的药物是
A. 呋塞米
B. 钙剂
C. 50% 葡萄糖 + 胰岛素
D. 地高辛
E. 碳酸氢钠

48. 若常规治疗无效，选用肾替代治疗，合适的模式为
A. 血液滤过
B. 血液透析
C. 血液灌流

D. 血浆置换

E. 高流量血液滤过

（49～50 共用题干）

患者，女性，38 岁。因“高热，意识障碍”来诊。患者甲状腺功能亢进症病史 2 年，自述治疗稳定后停药，现妊娠 6 个月。间断心悸、多汗 2 个月。近 1 周受凉后感冒，高热，食欲减退，伴恶心、呕吐、腹泻。近日发现意识障碍急送医院。查体：患者一般情况差，皮肤潮湿，四肢发凉苍白，轻度脱水，血压 82/50mmHg（1mmHg = 0.133kPa），心率 168 次/分，心律不齐，两肺底可闻及少许湿啰音，肝肋下 3cm，神经系统无定位体征。拟诊甲状腺危象，甲状腺功能亢进症心脏病，心力衰竭，转入 ICU 急救。

49. 对于拟诊甲状腺危象的该患者，错误的检查是

A. 促甲状腺激素（TSH）

B. 血清游离三碘甲腺原氨酸（FT_3）、血清游离甲状腺素（FT_4）

C. 甲状腺吸碘（^{131}I）率

D. 甲状腺刺激抗体（TSAb）

E. 甲状腺结合蛋白

50. 甲状腺危象的治疗方案较为合理的是

A. 大剂量抗甲状腺药 + 糖皮质激素 + 抗生素

B. 大剂量抗甲状腺药 + 强心药 + 抗生素

C. 抗甲状腺药 + 强心药 + β 受体拮抗剂 + 抗生素

D. 大剂量丙硫氧咪唑 + β 受体拮抗剂 + 糖皮质激素 + 强心药

E. 大剂量复方碘溶液 + 糖皮质激素 + β 受体拮抗剂 + 强心药

（51～53 共用题干）

患者，男性，35 岁。因“呼吸费力 2 天”入院。患者 1 周前有上呼吸道感染病史。查体：血压 80/50mmHg，口唇发绀，双肺可闻及较多湿啰音，心率 119 次/分，未闻及杂音，四肢冷。心电图示广泛导联的 ST 段压低。

51. 为指导补液，该患者需放置 Swan - Ganz 漂浮导管检测 PAWP、CO 等血流动力学指标，在置管前要考虑患者是否有禁忌证。下列不是置管相对禁忌证的是

A. 完全性左束支传导阻滞

B. 严重室性心律失常

C. 严重的出血倾向和凝血障碍

D. 心脏及大血管内有附壁血栓

E. 不能区别是心源性还是非心源性肺水肿时

52. 在插管过程中，患者诉有胸闷加重，下列不是胸闷加重原因但属于插管并发症的是

A. 气胸或血胸　　B. 心律失常

C. 肺动脉破裂　　D. 导管打结

E. 瓣膜损伤

53. 该患者顺利置管后进行留管监测，关于置管后注意事项，正确的是

A. 导管留置的时间一般不超过 1 周

B. 气囊充气时间不能持续超过 30 秒，一般在 2～3 个呼吸周期

C. 肺动脉高压者气囊充气的持续时间可适当延长

D. 气囊进入右心房后，后退气囊必须充气，前进气囊必须放气

E. 一般气囊充气时应感到没有阻力，不然要警惕导管尖端移行发生自发性嵌顿

（54～56 共用题干）

患者，女性，29 岁。因胎盘早期剥离急诊入院。妊娠 8 个月，昏迷，牙关紧闭，手足强直，眼球结膜有出血斑，身体多处有瘀点、瘀斑，消化道出血，血尿。血压

80/50mmHg，心率 95 次/分，尿少。实验室检查：血红蛋白 70g/L，红细胞 2.7×10^{12}/L，血小板 85×10^{9}/L，纤维蛋白原 1.78g/L，凝血酶原时间 20.9 秒，3P 试验阳性，尿蛋白（+++）、红细胞（++）。4 小时后复查血小板 75×10^{9}/L，纤维蛋白原 1.6g/L。

54. 该患者凝血系统异常的状态是
 A. 凝血系统被激活
 B. 纤溶系统被激活
 C. 凝血和纤溶系统同时被激活
 D. 凝血系统活性大于纤溶系统活性
 E. 纤溶系统活性大于凝血系统活性

55. 以下符合该患者疾病、病理的描述，但除了
 A. DIC
 B. 消耗性凝血病
 C. 凝血活酶大量释放而引发凝血过程
 D. 继发性纤溶
 E. 原发性纤溶

56. 下述哪项不是此患者 DIC 产生休克的机制
 A. 回心血量减少 B. 出血
 C. 补体激活 D. 儿茶酚胺增多
 E. FDP 形成

(57～60 共用题干)

患者，男性，60 岁。既往有慢性支气管炎和冠心病病史十余年。因消化道大出血急诊手术治疗，术中予输液输血约 5000ml。手术后第 2 天出现呼吸急促，动脉血气分析（呼吸空气时）：pH 7.48，PaO_2 50mmHg（6.7kPa），$PaCO_2$ 30mmHg（4.0kPa）；床头胸片示双肺纹理增粗，普遍模糊。考虑并发急性呼吸窘迫综合征。

57. 该病例 X 线胸片最可能的典型征象是
 A. 双肺弥漫性毛玻璃样改变或肺泡浸润
 B. 双侧肺门“蝴蝶样”阴影
 C. 心脏扩大伴肺门血管阴影增浓
 D. 肺纹理加深和肺透亮度增高
 E. 局灶性肺实变

58. 为确定或排除急性左心衰竭，最有用的检测指标是
 A. 右心房压
 B. 右心室舒张末压
 C. 平均肺动脉压
 D. 肺毛细血管楔压
 E. 右心排出量

59. 患者发生低氧血症最主要的原因是
 A. 气道阻力增加 B. 肺内分流增大
 C. 氧耗量增加 D. 低通气
 E. 心搏出量下降

60. 此期病理改变，下列表现不会出现的是
 A. 肺间质和肺泡水肿
 B. 间质内红细胞、白细胞浸润
 C. 毛细血管充血
 D. 透明膜形成
 E. 间质纤维组织沉积

(61～65 共用题干)

患者，男性，70 岁。因“胸痛、呼吸困难 3 天，嗜睡 3 小时”入院，既往有肺大疱病史，胸片提示右侧气胸，肺压缩约 90%，检查血气提示呼吸性酸中毒。

61. 以下哪项不是引起呼吸性酸中毒的病因
 A. 支气管痉挛 B. 胸腔积液
 C. 气胸 D. 人工呼吸过度
 E. 肺不张

62. 以下哪项血气结果符合呼吸性酸中毒
 A. pH 7.26，$PaCO_2$ 为 72mmHg，HCO_3^- 33mmol/L
 B. pH 7.21，$PaCO_2$ 为 35mmHg，HCO_3^-

16mmol/L

C. pH 7.27，$PaCO_2$为 30mmHg，HCO_3^- 13mmol/L

D. pH 7.46，$PaCO_2$为 42mmHg，HCO_3^- 33mmol/L

E. pH 7.51，$PaCO_2$为 22mmHg，HCO_3^- 20mmol/L

63. 该患者治疗的首要措施是

A. 机械通气　　B. 胸腔闭式引流术

C. 补碱　　D. 给氧

E. 补钾

64. 以下关于代谢性酸中毒合并呼吸性酸中毒的血气结果，错误的是

A. pH 明显降低

B. $PaCO_2$明显增高

C. HCO_3^- 降低

D. BE 负值增大

E. AB 小于 SB

65. 代谢性酸中毒合并呼吸性酸中毒病人补碱治疗的指征是

A. pH <7.3

B. pH <7.2

C. 给予控制原发病、改善循环、纠正缺氧、改善通气等治疗后 pH <7.3

D. 给予控制原发病、改善循环、纠正缺氧、改善通气等治疗后 pH <7.2

E. 禁止补碱

四、案例分析题：每道案例分析题至少 3～12问。每问的备选答案至少 6 个，最多 12 个，正确答案及错误答案的个数不定。考生每选对一个正确答案给 1 个得分点，选错一个扣 1 个得分点，直至扣至本问得分为 0，即不含得负分。案例分析题的答题过程是不可逆的，即进入下一问后不能再返回修改所有前面的答案。

（66～68 共用题干）

患者，女性，54 岁。既往有高血压病史。本次因“车祸伤后神志不清 4 小时”住院。入院时查体：体温 39.6℃，血压 100/55mmHg，浅昏迷，双肺呼吸音粗，可闻及少许湿啰音，心率 95 次/分，律齐，未闻及杂音，腹软，全腹无压痛、反跳痛，肠鸣音正常，颈软，脑膜刺激征阴性。患者入院后予降温、改善脑功能等治疗，病情稳定无恶化，但 3 天后出现胃潴留、咖啡色胃液，继而腹胀、腹泻、肠鸣音减弱等症状、体征。

66. 引起患者胃肠道症状最可能的诊断是

A. 胃肠炎　　B. 胰腺炎

C. 肠梗阻　　D. 胃肠功能障碍

E. 脑膜炎　　F. 消化性溃疡

67. 引起患者胃肠道症状的机制有

A. 缺血与再灌注

B. 黏膜修复能力下降

C. 菌群失调

D. 消化液分泌减少

E. 肠通透性增加

F. sIgA 产生减少

68. 目前常用的反映肠黏膜屏障通透性测定的指标是

A. 大便常规

B. 循环 D－乳酸测定

C. 二胺氧化酶测定

D. 血浆内毒素含量测定

E. 血液内细菌移位检测

F. 糖分子探针比值测定

（69～73 共用题干）

患者，男性，75 岁。因“咳嗽、咳痰、气促加重 5 天，昏迷 30 分钟”来诊。有慢性阻塞性肺疾病史。动脉血气分析：pH 7.16，动脉血二氧化碳分压（$PaCO_2$）105mmHg（1mmHg = 0.133kPa），动脉血

氧分压（PaO_2）54mmHg。

69. 此时予气管插管，机械通气，可选择的模式是
    A. 辅助控制（A/C）模式
    B. 同步间歇指令通气和压力支持通气结合模式（SIMV + PSV）
    C. 压力支持通气（PSV）
    D. 持续正压通气（CPAP）
    E. 气道压力释放通气（APRV）
    F. 压力调节容量控制（PRVC）

70. 需要调整的呼吸机参数是（提示：予压力型同步间歇指令通气和压力支持通气结合模式（P - SIMV + PSV）治疗1天后，血气分析：动脉血二氧化碳分压（$PaCO_2$）75mmHg）
    A. 增加预设呼吸频率
    B. 增加预设压力水平
    C. 改为压力调节容量控制（PRVC）模式
    D. 增加呼气触发灵敏度流速百分比
    E. 延长吸气时间
    F. 改为辅助控制（A/C）模式
    G. 呼气末正压（PEEP）设为0

71. 此时的处理方法是（提示：予压力型同步间歇指令通气和压力支持通气结合模式（P - SIMV + PSV）治疗时，出现低潮气量报警。）
    A. 检查管路是否漏气
    B. 检查气道是否有痰液
    C. 检查管路是否积水
    D. 增加预设压力
    E. 检查管路是否堵塞
    F. 增加压力支持水平

72. 此时的处理方法是（提示：予改为辅助控制（A/C）模式后，出现气道峰压过高报警。）
    A. 检查管路是否堵塞、扭曲
    B. 积极吸痰
    C. 检查气道是否有痰液
    D. 检查管路是否积水
    E. 改为压力支持通气（PSV）模式
    F. 改为压力调节容量控制（PRVC）模式

73. 此时可选择的模式有（提示：经治疗1周后，患者痰量减少，无发热，意识清，自主呼吸强。动脉血气分析：pH 7.40，动脉血二氧化碳分压（$PaCO_2$）46mmHg，动脉血氧分压（PaO_2）85mmHg。拟撤离呼吸机。）
    A. 辅助控制（A/C）模式
    B. 同步间歇指令通气和压力支持通气结合模式（SIMV + PSV）
    C. 压力支持通气（PSV）
    D. 适应性支持通气（ASV）
    E. 压力控制通气（PCV）
    F. 神经调节辅助通气（NAVA）

（74 ~ 82 共用题干）

患者，女性，46岁。因“外伤，呼吸衰竭行气管切开，5天后患者出现发热”来诊。体温最高39℃。血常规：白细胞 $22 \times 10^9/L$，中性粒细胞0.89。痰液：淡绿色，较多，降钙素原（PCT）5 ~ 10μg/L。

74. 患者若行痰培养最可能出现的致病菌是
    A. 屎肠球菌　B. 真菌
    C. 鲍曼不动杆菌　D. 铜绿假单胞菌
    E. 大肠埃希菌　F. 肺炎克雷伯菌

75. 根据痰培养结果，可选择的抗生素为
    A. 伏立康唑
    B. 万古霉素
    C. 美罗培南
    D. 利奈唑胺
    E. 哌拉西林他唑巴坦
    F. 替考拉宁

76. 为明确诊断应进行的检查包括（提示：若患者使用上述抗生素抗感染治疗2周后肺部感染较前好转，但近3天再次出现发热，且出现腹泻，每日7~8次，粪泡沫多。查体：患者消瘦，眼窝及前囟略凹，腹部轻压痛，心肺查体无异常。）

A. 粪涂片　　B. 粪培养
C. 粪常规　　D. 心电图
E. 腹部超声　　F. 腹部CT

77. 可能的诊断是（提示：粪常规：呈墨绿色，可见假膜；粪涂片：革兰阳性球菌占90%，粪培养：见致病菌生长。）

A. 真菌性肠炎
B. 抗生素相关性肠炎
C. 克罗恩病
D. 化脓性阑尾炎
E. 生理性腹泻
F. 病毒性肠炎

78. 根据上述诊断可给予的治疗是

A. 口服甲硝唑
B. 口服肠道益生菌
C. 口服头孢类抗生素
D. 口服万古霉素
E. 立即停用抗生素
F. 无需特殊治疗

79. 对于假膜性肠炎最常见的致病菌是

A. 大肠埃希菌　　B. 屎肠球菌
C. 粪肠球菌　　D. 真菌
E. 梭状芽孢杆菌　　F. 金黄色葡萄球菌

80. 抗生素相关性肠炎的发病因素有

A. 长期使用抗生素
B. 使用抑酸药
C. 使用免疫抑制剂
D. 长期禁食
E. 肠道手术
F. 免疫力低下

81. 可能的诊断为（提示：抗生素治疗后，患者出现腹泻，每日7~8次，粪呈豆腐渣样细块，口腔黏膜有白色乳凝块样物，粪培养（-），粪涂片见菌丝。）

A. 化脓性阑尾炎　　B. 细菌性肠炎
C. 克罗恩病　　D. 真菌性肠炎
E. 生理性腹泻　　F. 病毒性肠炎

82. 针对上述诊断，必不可少的治疗药物是

A. 甲硝唑　　B. 肠道益生菌
C. 头孢类抗生素　　D. 万古霉素
E. 抗病毒药物　　F. 抗真菌药物

（83~88共用题干）

患者，男性，65岁。既往有高血压、心脏病史，因上消化道大出血入院，经输血输液后，测中心静脉压22cmH_2O，血压70/50mmHg。

83. 该患者最首要的处理是

A. 使用强心剂
B. 快速补充血容量
C. 使用大剂量利尿药
D. 应用缩血管药
E. 使用糖皮质激素
F. 应用扩血管药

84. 引起中心静脉压升高的原因除心脏因素外，还有

A. 快速输注去甲肾上腺素
B. 支气管痉挛
C. 缺氧
D. 张力性气胸
E. 腹内压增高
F. 肺栓塞

85. 患者经治疗后血压上升仍不明显，予以漂浮导管检查，在置管前要考虑患者是否有禁忌证，下列是置管相对禁忌证的有

A. 完全性左束支传导阻滞

B. 严重室性心律失常
C. 严重的出血倾向和凝血障碍
D. 心脏及大血管内有附壁血栓
E. 不能区别是心源性还是非心源性肺水肿时
F. 细菌性心内膜炎

86. 在插管过程中，患者诉有胸闷加重，下列可能是插管时并发症且为胸闷加重原因的有
A. 气胸或血胸
B. 心律失常
C. 肺动脉破裂
D. 导管打结
E. 瓣膜损伤
F. 导管或穿刺部位感染

87. 患者测定心排出量降低，一般认为，心排出量降低的休克包括
A. 低血容量性休克
B. 心源性休克
C. 感染性休克
D. 肺栓塞引起的梗阻性休克
E. 神经源性休克
F. 过敏性休克

88. 该患者顺利置管后进行留管监测，关于置管后注意事项正确的是
A. 导管留置的时间一般不超过 72 小时
B. 气囊充气时间不能持续超过 30 秒，一般 2 ~3 个呼吸周期
C. 肺动脉高压者气囊充气的持续时间可适当延长
D. 只要保证充气持续时间不过长，可以短时间内反复多次充气测量
E. 一般气囊充气时应感到没有阻力，不然要警惕导管尖端移行发生自发性嵌顿
F. 导管要用肝素化的生理盐水持续保留维持通畅

(89 ~93 共用题干)

患者，男性，78 岁。长期吸烟史，反复咳嗽、咳痰 24 年，活动性气促 11 年，并下肢水肿 4 年，加重并发热、意识模糊 2 天；查体：神志欠清，发绀、躁动，气促（RR31bpm），双肺散在干、湿性啰音，心率 108 次/分钟：双下肢凹陷性水肿。

89. 应该考虑的诊断是
A. 慢性肺纤维化
B. 支气管扩张并感染
C. COPD 稳定期
D. 慢性肺源性心脏病
E. COPD 急性加重
F. 肺性脑病
G. 支气管哮喘并肺部感染

90. 为明确诊断和指导治疗，应进行以下哪些必需的检查
A. 痰培养 + 药物敏感试验
B. X 线胸片
C. 血气分析
D. 电解质测定
E. 凝血四项
F. 肝胆 B 超
G. 血常规

91. 根据患者病情合理的处理包括
A. 有效祛痰
B. 高流量吸氧
C. 有效镇静
D. 甲泼尼龙
E. 有效抗生素类药物
F. 气管内插管行机械通气
G. 解痉平喘

92. 此时患者出现的酸碱失衡诊断为（提示：通过以上处理临床症状明显好转，2 天后出现躁动，查血气分析检查结果为 pH 7.46，$PaCO_2$ 51mmHg，PaO_2 105mmHg，HCO_3^- 46mmol/L。）
A. 呼吸性酸中毒

B. 呼吸性酸中毒 + 代谢性酸中毒

C. 呼吸性酸中毒 + 代谢性碱中毒

D. 代谢性碱中毒

E. 呼吸性碱中毒

F. 代谢性酸中毒

G. 呼吸性碱中毒 + 代谢性酸中毒

93. 根据患者病情和血气分析结果的变化，合理的处理包括

A. 考虑补充精氨酸

B. 降低氧流量

C. 使用肌松药

D. 使用冲击剂量甲泼尼龙

E. 更改抗生素

F. 拔除气管内插管改无创机械通气

G. 调低压力支持水平

（94～97 共用题干）

患者，女性，65 岁。有胃溃疡病史。患者因“呕血、黑粪 3 天，意识障碍 2 天”入院，入院时患者呼吸深快，测血压为 65/37mmHg，无神经系统定位体征，诊断为上消化道大出血，出血性休克。入院后立即予以抗休克治疗及完善相关检查。

94. 即刻查血气，最可能的结果是

A. 呼吸性酸中毒

B. 呼吸性碱中毒

C. 代谢性酸中毒

D. 代谢性碱中毒

E. 代谢性酸中毒合并呼吸性酸中毒

F. 呼吸性酸中毒合并代谢性碱中毒

G. 代谢性酸中毒合并呼吸性碱中毒

95. 还应进一步做哪些检查

A. 血清电解质　　B. 血常规

C. 肺功能　　D. 胸片

E. 心脏 B 超　　F. 胃镜

96. 可采取哪些治疗措施（提示：血钾 5.4mmol/L，pH 7.15，HCO_3^- 13mmol/L，$PaCO_2$ 23mmHg，HB 51g/L。）

A. 纠正休克，改善灌注

B. 输注碳酸氢钠

C. 血液透析

D. 输血

E. 抗感染治疗

F. 镇静

97. 下一步应考虑采取什么治疗方法（提示：经上述处理后，患者出血已止，血压好转，但患者持续无尿，肌酐进行性增高，2 天后患者再次出现意识不清，血压下降，复查血钾 6.4mmol/L，肌酐 670μmol/L，pH 7.14，HCO_3^- 12mmol/L，$PaCO_2$ 32mmHg。）

A. 观察等待

B. 输注碳酸氢钠

C. 气管插管

D. 血液透析术

E. 机械通气

F. 输血

G. 血液滤过术

H. 急诊胃镜检查

（98～100 共用题干）

患者，女性，84 岁。因“慢性阻塞性肺疾病（COPD），冠心病，心力衰竭，糖尿病，肺炎，呼吸衰竭”来诊。在重症监护病房（ICU）行经口气管插管接呼吸机辅助呼吸治疗。因病情危重，脱机困难，已上机治疗 10 天。

98. 此时应该警惕留置气管插管的并发症包括

A. 上呼吸道黏膜损伤，喉或声带水肿

B. 单侧或双侧声带损伤

C. 产生黏膜损伤后的气道狭窄

D. 导管被分泌物阻塞

E. 气囊破裂

F. 气囊漏气

G. 气囊脱落

99. 与气管插管相比，气管切开的优势是（提示：因患者机械通气时间长，撤机困难，决定行气管切开术。）
    A. 呼吸机相关性肺炎发生率低
    B. 减少误吸
    C. 减少损伤
    D. 减少无效腔
    E. 利于操作
    F. 患者活动更方便，可早期经口进食，还可堵住气管套管开口发声说话

100. 气管切开的并发症有
    A. 创口感染
    B. 切开部位出血
    C. 气胸、皮下或纵隔气肿
    D. 气道狭窄
    E. 心脏停搏
    F. 上消化道出血

全真模拟试卷（四）

一、单选题：每道试题由1个题干和5个备选答案组成，题干在前，选项在后。选项A、B、C、D、E中只有1个为正确答案，其余均为干扰选项。

1. 患者，男性，60岁。慢性胆囊炎，胆囊结石，拟行手术治疗，曾患心肌梗死，手术治疗至少应在心肌梗死后

A. 4周以后　　B. 2周以后

C. 1周以后　　D. 12周以后

E. 24周以后

2. 不是非曲直王射频消融禁忌证的是

A. 瓣膜病、扩张型心肌病引起的心律失常

B. 甲亢、酒精或药物中毒引起的心律失常

C. 肺的器质性疾病引起的心律失常

D. 先天性心房 - 房室结旁路引起的心律失常

E. 慢性消耗性疾病晚期

3. 患者，男性，65岁。因胸痛2小时入院，诊断广泛前壁心肌梗死，现患者烦躁不安，测血压80/50mmHg，当前首要治疗是

A. 急诊冠脉介入治疗

B. 急诊溶栓治疗

C. 急诊置入IABP

D. 先给予升血压药物维持血压稳定

E. 镇静治疗

4. 急性应激期间，神经内分泌对代谢的影响，错误的说法是

A. 急性损伤早期（12～36小时），机体代谢常处于抑制状态

B. 创伤后的高血糖素增加了肝和组织糖异生/糖酵解及脂解

C. 应激后的3～5天出现高分解代谢的峰期

D. 糖皮质激素可抑制胰岛素分泌、诱导胰岛素抵抗，进一步升高血糖

E. 在应激后的代谢消退期，患者可表现为分解代谢率、氧耗和心排血量均升高

5. 患者，男性，50岁。反复头晕黑蒙5年。查体：BP 120/80mmHg，双肺呼吸音清，未闻及干湿啰音，心率44次/分，节律不齐。动态心电图：窦性心动过缓，窦性停搏，频发房性期前收缩，阵发性心房扑动、心房颤动，下列最适宜的治疗为

A. 静点阿托品

B. 安置心脏起搏器

C. 静推毛花苷丙

D. 安装ICD

E. 口服普罗帕酮

6. 患者，男性，20岁。因“突发神志不清，呼吸心跳停止10分钟”来院，急诊予气管插管呼吸机辅助通气，并连接呼气末CO_2监测仪判断病情，对于波形和数字，下列哪种说法是错误的

A. 如插管误入食管，不能显示$PetCO_2$波形

B. 自主呼吸和循环恢复后，$PetCO_2$逐渐上升

C. 再次心跳停止，$PetCO_2$逐渐下降至零

D. 循环恢复后，如血压降低，$PetCO_2$ 逐渐下降

E. 循环恢复后，如 $PetCO_2$ > 10mmHg (1.33kPa)，提示复苏成功率高

7. 简明急性生理学评分（SAPA Ⅱ）中，三种慢性疾病是指

A. AIDS、COPD、转移癌

B. AIDS、COPD、血液恶性肿瘤

C. 肝硬化、COPD、血液恶性肿瘤

D. AIDS、转移癌、血液恶性肿瘤

E. 肝硬化、COPD、转移癌

8. Venturi 面罩所能提供的吸氧浓度范围是

A. 24% ~50%　　B. 24% ~60%

C. 32% ~80%　　D. 35% ~84%

E. 52% ~100%

9. 容量预设的 V - 同步间歇指令通气（SIMV）+压力支持通气（PSV），不需要设置的参数为

A. 潮气量　　B. 通气频率

C. 吸气峰流速　　D. 吸气时间

E. 吸气上升时间

10. 呼吸机相关性肺损伤不包括

A. 气压伤　　B. 容积伤

C. 氧中毒　　D. 生物伤

E. 萎陷伤

11. 改善急性左侧心力衰竭症状最有效的药物是

A. 利尿剂

B. 洋地黄

C. 钙离子通道阻滞药

D. β 肾上腺素能受体拮抗药

E. 血管紧张素转换酶抑制药

12. 心搏骤停患者的年龄不同，心肺复苏的操作也有所不同，下列不属于按年龄划分的是

A. 成年人心肺复苏

B. 老年人心肺复苏

C. 儿童心肺复苏

D. 婴儿心肺复苏

E. 新生儿心肺复苏

13. 颅内压监测的金标准是

A. 脑室内压　　B. 脑实质内压

C. 硬膜下压　　D. 硬膜外压

E. 颈静脉压

14. 血液滤过清除溶质的原理是

A. 弥散　　B. 对流

C. 吸附　　D. 主动转运

E. 超滤

15. 左心衰竭最早出现的症状为

A. 白色浆液性泡沫痰

B. 劳力性呼吸困难

C. 夜间阵发性呼吸困难

D. 急性肺水肿

E. 尿量减少

16. 对于 ST 段抬高型心肌梗死，特定时间内溶栓的疗效等同于急诊经皮冠状动脉介入治疗（PCI）的疗效，特定时间是指

A. 1 小时内　　B. 2 小时内

C. 3 小时内　　D. 4 小时内

E. 5 小时内

17. 主动脉夹层最常见的临床表现是

A. 突发剧烈胸痛　　B. 休克

C. 头痛　　D. 昏迷

E. 无脉症

18. 代谢当量水平（metabolic equivalent levels，METS）反映患者的体能状态。METS 低于一定数值则提示患者体能状态差，该数值为

A. 2　　B. 3

C. 4　　D. 5
E. 6

19. 对挥发酸进行缓冲的最主要系统是
A. 碳酸氢盐缓冲系统
B. 无机磷酸盐缓冲系统
C. 有机磷酸盐缓冲系统
D. 血红蛋白缓冲系统
E. 蛋白质缓冲系统

20. 高渗性缺水的早期主要症状是
A. 幻觉　　B. 谵妄
C. 恶心　　D. 口渴
E. 心悸

21. 关于预防休克患者发生急性肾损伤的措施，叙述错误的是
A. 及时纠正低血容量性休克，避免肾缺血
B. 矫治休克时不宜使用易引起肾血管收缩的药物
C. 对有溶血倾向的患者应保持肾小管通畅、碱化尿液，避免肾小管损害
D. 休克合并弥散性血管内凝血（DIC），要及时应用肝素治疗
E. 患者只要出现尿量减少，要及时使用利尿剂

22. 不属于人工气道建立对机体的影响的是
A. 诱发肺炎
B. 咳嗽功能受限，影响咳痰
C. 气道失水增多
D. 肺泡表面活性物质受破坏，肺顺应性下降
E. 气道自净能力降低或消失

23. 抢救过敏性休克患者时，首选的药物为
A. 盐酸异丙嗪　　B. 地塞米松
C. 盐酸肾上腺素　　D. 氢化可的松
E. 苯海拉明

24. 吸入性肺炎治疗药物不包括
A. 哌拉西林/他唑巴坦
B. 甲泼尼松（强的松）龙
C. 格列吡嗪
D. 沙丁胺醇
E. 氨溴索

25. 发生大咯血时，患者应采取的体位是
A. 健侧卧位　　B. 患侧卧位
C. 平卧位　　D. 半坐卧位
E. 头高脚低位

二、多选题：每道试题由 1 个题干和 5 个备选答案组成，题干在前，选项在后。选项 A、B、C、D、E 中至少有 2 个正确答案。

26. 肠外营养制剂有
A. 脂肪乳剂
B. 电解质
C. 复方氨基酸溶液
D. 葡萄糖
E. 微量元素

27. 重症监测的目的包括
A. 评估疾病严重程度
B. 早期发现高危因素
C. 指导疾病诊断和鉴别诊断
D. 实现滴定式、目标性治疗
E. 评价治疗的疗效

28. 口腔颌面外科的插管方式包括
A. 口腔明视插管
B. 口腔盲探插管
C. 鼻腔明视插管
D. 鼻腔盲探插管
E. 气管切开插管

29. 撤机常用的筛查标准包括
A. 足够的氧合

B. 稳定的心血管系统

C. 没有发热

D. 没有呼吸性酸中毒

E. 良好的精神活动

30. 机械通气的并发症有

A. 人工气道梗阻

B. 氧中毒

C. 呼吸机相关膈肌功能不全

D. 呼吸机相关肺损伤

E. 呼吸机相关肺炎

31. 抗菌药物的不良反应包括

A. 毒性反应　B. 过敏反应

C. 二重感染　D. 细菌产生耐药

E. 治疗效果差

32. 心脏按压有效标志是

A. 大动脉处可扪及搏动

B. 紫绀消失皮肤转为红润

C. 可测得血压

D. 散大的瞳孔开始缩小

E. 自主呼吸

33. 主动脉瘤在形态学上可分为

A. 梭形动脉瘤　B. 囊形动脉瘤

C. 夹层动脉瘤　D. 胸主动脉瘤

E. 腹主动脉瘤

34. Ranson 评分中入院时的评估项目包括

A. 年龄

B. 血红蛋白计数

C. 血糖

D. 乳酸脱氢酶（LDH）

E. 天门冬氨酸氨基转移酶（AST）

35. 需要进行电除颤的心电图类型有

A. 心室停顿

B. 电－机械分离

C. 心室颤动

D. 无脉性室性心动过速

E. 心室自主节律

36. 常见确定性紧急人工气道技术包括

A. 经口气管插管术

B. 经鼻气管插管术

C. 气管切开

D. 喉罩

E. 经皮穿刺扩张放置气管导管术

37. 3 分钟自主呼吸试验要密切观察

A. 氧合

B. 呼吸频率

C. 心律失常

D. 潮气量

E. 呼吸浅快指数（f/Vt）

38. 急性心力衰竭时最基本的血流动力学改变是

A. 心排血量减少引起的低灌注状态

B. 肺毛细血管通透性增加引起的肺水肿

C. 肺毛细血管楔压升高导致的急性肺水肿

D. 血压下降引起的休克

E. 心室顺应性降低而引起的外周充血

39. 镇痛三阶梯疗法的主要用药包括

A. 阿司匹林　B. 芬太尼

C. 可待因　D. 吗啡

E. 美沙酮

40. 下列哪些病人需要重症监护

A. 休克病人

B. 严重心律失常

C. 心肺复苏后

D. 各类大手术后

E. 晚期恶性肿瘤

41. 对于重症患者内分泌功能的判定和诊断，最重要的依据是

A. 内分泌腺体的抑制试验

B. 血中靶腺体和相关促激素水平代谢异常的证据
C. 典型的内分泌异常临床症状
D. 内分泌腺体的刺激试验
E. 仅依赖血中的激素水平

42. 医务人员应当实施手卫生的情况是
A. 接触患者前
B. 进行无菌操作前
C. 接触患者体液后
D. 接触患者后
E. 接触患者周围环境后

43. 感染性休克的处理原则是
A. 控制感染
B. 纠正酸中毒
C. 补充血容量
D. 应用 α 受体拮抗剂
E. 纠正碱中毒

44. 全胃肠道外营养（TPN）的成分为
A. 3%氨基酸
B. 10%葡萄糖
C. 10%~20%脂肪乳剂
D. 适量胰岛素
E. 维生素 B、C

45. 乳酸性酸中毒可发生于
A. 脓毒症
B. 脓毒性休克
C. 低氧血症
D. 局部组织缺血
E. 消化液丢失

三、共用题干单选题：以叙述一个以单一病人或家庭为中心的临床情景，提出 2~6 个相互独立的问题，问题可随病情的发展逐步增加部分新信息，每个问题只有 1 个正确答案，以考查临床综合能力。答题过程是不可逆的，即进入下一问后不能再返回修改所有前面的答案。

（46~48 共用题干）

患者，男性，34 岁。因“进食鱼籽后 1 天出现恶心、呕吐、呕血”来诊。患者尿少，24 小时尿量仅 50ml。既往体健，无肝肾病史，未到过疫区，无鼠类接触史。实验室检查：天门冬氨酸氨基转移酶 1630U/L，丙氨酸氨基转移酶 2050U/L，血肌酐 720μmol/L。

46. 患者的诊断考虑为
A. 应激性溃疡
B. 急性肝衰竭
C. 急性肾衰竭
D. 肝硬化失代偿
E. 多脏器功能障碍综合征

47. 患者目前的治疗不需要
A. 肾替代治疗（CRRT）
B. 肠内营养
C. 保肝治疗
D. 补液
E. 预防感染

48. 5 天后患者出现呼吸困难，肺部 CT 示双肺间质性改变，面罩吸氧 15L/min 时，动脉血氧分压 60mmHg（1mmHg = 0.133kPa），立即行气管插管，机械通气。以下治疗错误的是
A. 小潮气量通气“允许性高碳酸血症”
B. 早期肺复张治疗
C. 大潮气量支持，平台压可超过 40cmH$_2$O（1cmH$_2$O = 0.098kPa）
D. 俯卧位通气
E. 吸入纯氧

（49~51 共用题干）

患者，女性，20 岁。因“反复咳嗽、咳大量脓痰、咯血 10 年，再发伴发热 1 天”来

诊。年幼时曾患“麻疹”。查体：双侧中下肺闻及粗湿啰音；心率100次/分，心律齐，心音正常。可见杵状指。

49. 该患者咯血最可能的病因为

A. 支气管扩张并感染
B. 肺结核
C. 肺癌
D. 慢性阻塞性肺疾病
E. 韦格纳肉芽肿病

50. 该患者入院后突然出现胸闷、烦躁、喉部作响、呼吸浅快、大汗淋漓，咯血停止，随后出现意识障碍，此时需首先考虑患者可能出现的紧急情况为

A. 窒息　B. 失血性休克
C. 低血糖反应　D. 脑血管意外
E. 中毒

51. 需首先采取的处理措施为

A. 行胸部及颅脑CT
B. 使用止血药
C. 清理呼吸道，保持呼吸道通畅，必要时气管插管
D. 胸外心脏按压
E. 建立静脉通道

(52～54共用题干)

患者，男性，46岁。因“突发意识障碍1小时”来诊。查体：中度昏迷，双瞳孔针尖样大小，对光反射迟钝，口唇轻度发绀，血压190/110mmHg（1mmHg＝0.133kPa），呼吸20次/分，心率113次/分，体温38.9℃，双下肢病理征（＋）。血氧饱和度90%，血糖13.2mmol/L。

52. 首选的检查是

A. 颅脑X线片　B. 脑血管造影
C. 颅脑CT　D. 颅脑MRI
E. 颅脑超声

53. 如患者CT显示“脑干区高密度影”，最可能的诊断是

A. 脑干梗死
B. 脑炎
C. 糖尿病酮症酸中毒
D. 药物中毒
E. 脑干出血

54. 不宜应用的药物是

A. 甘露醇　B. 止血芳酸
C. 呋塞米　D. 尿激酶
E. 甘油果糖

(55～57共用题干)

患者，男性，39岁。因“Ⅲ度热烧伤（10%）后10天，创面溶痂，有脓性分泌物并伴有创缘炎症反应”来诊。查体：体温39℃，伴有寒战。实验室检查：创面分泌物细菌培养为耐甲氧西林金黄色葡萄球菌，痂下组织细菌计数＞105 cfu/g，血培养（－）。

55. 患者的诊断为

A. 非侵袭性感染　B. 创面脓毒症
C. 败血症　D. 肠源性感染
E. 菌血症

56. 该患者最合适的治疗方案是

A. 包扎疗法，局部应用敏感抗生素
B. 包扎疗法，全身应用敏感抗生素
C. 清除感染病灶，同时应用敏感抗生素
D. 暴露疗法
E. 半暴露疗法，局部应用敏感抗生素

57. 应用抗生素治疗时，首选药物是

A. 万古霉素
B. 头孢他啶
C. 哌拉西林
D. 美罗培南
E. 阿米卡星（丁胺卡那）

(58～60共用题干)

患者，男性，42岁。既往体健，排暗红色血便1天，伴头晕、尿量减少。查体：

体温37℃，血压70/40mmHg，心率130次/分，呼吸30次/分，腹平软，中上腹压痛，移动性浊音（-），肠鸣音活跃。白细胞18.0×10^9/L，中性粒细胞82%，血红蛋白110g/L，血小板98×10^9/L，血肌酐140μmol/L。

58. 对该患者肾功能损害病因最有价值的检查项目是
    A. 尿比重　　B. 泌尿系B超
    C. 肌酐清除率　　D. 血尿素氮测定
    E. 肾活检

59. 对该患者最重要的急诊治疗措施是
    A. 注射抗生素　　B. 补液扩容
    C. 输单采血小板　　D. 监测血糖
    E. 胃镜检查

60. 经治疗后，观察肾功能有无好转，最简单的方法是
    A. 监测血尿素氮　　B. 监测尿比重
    C. 监测血压　　D. 监测尿渗透压
    E. 观察尿量

（61～65共用题干）

患者，男性，24岁。高处坠落伤后20分钟入院。查体：脉搏127次/分钟，呼吸30次/分钟，血压76/50mmHg，体温35℃。神志朦胧，全身皮肤黏膜湿冷，苍白，可见皮肤花斑样变。双侧瞳孔等大，直径3mm，光反射存在。右侧腋后线近第6～9肋骨处触及骨擦感，右肺呼吸音减低。心音稍低，腹部皮肤未见伤痕，腹稍隆，腹软，腹部移动性浊音阳性，肠鸣音0～1次/分钟。骨盆挤压时患者存在痛苦反应，可触及骨擦感，右臀部见一长约3cm皮肤裂伤，有血液流出。右大腿中段处畸形肿胀。

61. 患者目前诊断考虑为
    A. 多处伤　　B. 多发伤
    C. 联合伤　　D. 混合伤
    E. 复合伤

62. 患者目前为何种休克可能性大
    A. 心源性休克　　B. 感染性休克
    C. 创伤性休克　　D. 梗阻性休克
    E. 过敏性休克

63. 作为首诊医师，应该采取何种急救措施
    A. 畅通呼吸道，吸氧，若无改善则气管插管，机械通气
    B. 建立有效的静脉通路，补充血容量
    C. 局部止血处理
    D. 胸腔闭式引流
    E. 以上都是

64. 为进一步明确诊断，尚需急诊完成的必要检查不包括
    A. 床旁X线检查
    B. 床边胸、腹部B超
    C. 诊断性腹腔穿刺
    D. 脑电图检查
    E. 头颅CT

65. 经上述各种处理，患者胸腔闭式引流量无增加，液体复苏后患者血压进行性下降，血红蛋白下降，腹腔穿刺出不凝血，下一步应如何处理
    A. 继续液体复苏
    B. 使用大剂量升压药物
    C. 抗休克同时行剖腹探查术
    D. 使用止血药物
    E. 剖胸探查术

四、案例分析题：每道案例分析题至少3～12问。每问的备选答案至少6个，最多12个，正确答案及错误答案的个数不定。考生每选对一个正确答案给1个得分点，选错一个扣1个得分点，直至扣至本问得分为0，即不含得负

分。案例分析题的答题过程是不可逆的，即进入下一问后不能再返回修改所有前面的答案。

（66～68 共用题干）

患者，男性，65 岁。因“发热 3 天伴食欲减退 1 天”就诊。原有糖尿病病史，间歇口服格列齐特，血糖控制不佳。查体：血压 120/68mmHg，心肺无特殊，左脚踇趾甲沟部红肿破溃。血常规：白细胞计数 25×10^9/L，中性粒细胞为 92%。

66. 该患者的初步诊断考虑是
    A. 左踇趾甲沟炎
    B. 2 型糖尿病
    C. 左踇趾坏疽
    D. 左侧小腿丹毒
    E. 左小腿蜂窝织炎
    F. 感染性休克

67. 患者入院后体温 39.3℃，查血糖 16mmol/L，尿常规示尿糖（＋＋＋＋），尿酮体（＋），该患者的治疗措施包括
    A. 大剂量青霉素
    B. 左踇趾切开引流
    C. 激素
    D. 退热剂
    E. 胰岛素控制血糖
    F. 维生素

68. 患者经上述处理 2 天后体温仍升高，进食量少，感明显乏力，呼吸深大，且血压和血小板计数下降，血肌酐上升，尿量减少，此时患者很可能合并
    A. 糖尿病酮症酸中毒
    B. DIC
    C. 感染性休克
    D. 多器官功能障碍综合征
    E. 肾功能不全
    F. 肝功能不全

（69～73 共用题干）

患者，男性，56 岁。既往病史不详。本次因“皮肤黄染伴乏力 10 天，神志改变 1 天”入院。查体：神志朦胧，语无伦次，全身皮肤及巩膜黄染，未见肝掌、蜘蛛痣，肝脾肋下未触及。

69. 为明确诊断，对该患者还需做哪些辅助检查
    A. 肝功能
    B. 凝血功能
    C. 肝炎免疫
    D. 头部 CT
    E. 腹部 CT 或 B 超
    F. 脑电图

70. 如患者相关检查报告：血总胆红素 382μmol/L，结合胆红素 230μmol/L，ALT 463U/L，凝血酶原活动度 30%，脑电图有明显的慢波，则该患者诊断
    A. 急性黄疸型肝炎
    B. 急性溶血性贫血
    C. 急性肝衰竭
    D. 高胆红素性脑病
    E. 肝硬化失代偿期
    F. 慢性肝衰竭

71. 对患者治疗过程进行肝功能监测，下列反映肝脏合成功能的指标有
    A. 凝血因子　B. 白蛋白
    C. 前白蛋白　D. 乳酸脱氢酶
    E. 碱性磷酸酶　F. 胆碱酯酶

72. 如病程中该患者出现尿量减少，考虑肝肾综合征，其临床变化描述错误的有
    A. 自发性少尿或无尿
    B. 氮质血症
    C. 稀释性低钠血症
    D. 肾小球滤过率正常

E. 肾脏缺乏重要的病理改变

F. 尿蛋白 > 500mg/d

73. 对患者不利的治疗措施有

A. 输注 15A 复方氨基酸

B. 输血浆

C. 补充凝血因子

D. 高蛋白饮食

E. 抗生素预防感染

F. 甘露醇或呋塞米防治脑水肿

（74～79 共用题干）

患者，女性，32 岁。因“车祸致蛛网膜下腔出血 1 天”入院，神志朦胧，血压、呼吸等生命体征尚稳定，未手术。入院后 2 天，患者留置胃管引流血性液体。

74. 患者消化道出血的原因是

A. 胃溃疡

B. 十二指肠球部溃疡

C. 胃癌

D. 肝硬化食管胃底静脉曲张破裂出血

E. 应激性溃疡出血

F. 腹部脏器迟发型出血

75. 符合应激性溃疡表现的是

A. 一般为多发性病灶

B. 多伴有高胃酸分泌

C. 胃窦部好发

D. 胃体、胃底部好发

E. 不容易腐蚀血管

F. 可自行愈合，不需特殊处理

76. 如果该患者出血量增多可出现

A. 低血压

B. 蛛网膜下腔出血增多

C. 少尿

D. 意识改变

E. 外周血管阻力减少

F. 心率加快

77. 如对该患者进行胃液 pH 监测，预防应激性溃疡有较好作用的胃液 pH 是

A. 1.0　　B. 2.0

C. 3.0　　D. 4.0

E. 5.0　　F. 6.0

78. 能提示该患者还存在活动性出血的是

A. 反复呕吐血性物

B. 肠鸣音活跃

C. 监测血色素下降

D. 排黑便间隔延长

E. 心率增快

F. 输液后尿量无增加

79. 如该患者查血红蛋白 75g/L，血压 90/50mmHg，心率 116 次/分，下述处理错误的是

A. 快速补液

B. 使用 H^+ 质子泵抑制剂

C. 插三腔二囊管

D. 输注浓缩红细胞

E. 使用胃黏膜保护剂

F. 使用止血药物

（80～82 共用题干）

患者，男性，51 岁。既往有胸闷、心悸病史，未予重视，有冠心病史，此次突发胸闷、胸痛，随之出现意识丧失，经抢救无效死亡。

80. 该患者可能的诊断是

A. 晕厥　　B. 心脏性猝死

C. 呼吸衰竭　　D. 植物人

E. 肺栓塞　　F. 心力衰竭

G. 心肌梗死

81. 出现心脏骤降常见的病理生理机制

A. 心房纤颤　　B. 室颤

C. 电机械分离　　D. 心脏停搏

E. 窦性心动过缓　　F. 室性心动过速

G. 室上性心动过速

82. 出现心脏骤停需采取的抢救措施有

A. 人工呼吸
B. 胸外心脏按压
C. 电除颤
D. 气管插管
E. 建立静脉通路，给予静脉抢救药
F. 植入起搏器治疗
G. 抗生素

(83～85 共用题干)

患者，女性，42 岁。因“活动后感心悸、气促 1 年，加重 3 天”来诊。1 年前在上坡或登楼梯时感心悸、气促，休息后好转。近 2 周偶有夜晚入睡后胸闷而惊醒，并坐起喘气和咳嗽，3 天前因感冒引起上述症状加重。既往史：风湿性心脏病、二尖瓣狭窄伴关闭不全。查体：体温 38.5℃，心率 146 次/分，血压 100/62mmHg（1mmHg = 0.133kPa），呼吸 36 次/分，储氧面罩吸氧 10L/min，血氧饱和度 91%。意识清，慢性病容，端坐呼吸，口唇明显发绀，呼吸浅快，双肺散在湿啰音及哮鸣音，心尖部闻及收缩期吹风样及舒张期隆隆样杂音。胸部 X 线片：双肺门纹理增多、模糊，双肺散在片状模糊阴影，下肺为重。

83. 该患者入院时的可能诊断是
A. 急性左侧心力衰竭
B. 重症肺炎
C. 吸入性肺炎
D. 急性肺栓塞
E. 自发性气胸
F. 支气管哮喘
G. 急性心肌梗死

84. 为明确诊断，该患者急需完善的主要检查有
A. 血常规
B. 血气分析
C. 胸部 CT
D. 心脏彩色多普勒超声
E. 腹部 B 型超声
F. 心电图
G. 肺功能
H. 心肌酶
I. 凝血 + D - 二聚体

85. 应马上采取的治疗措施是（提示：实验室检查血白细胞 13.4×10^9/L，中性粒细胞（NE）0.85。血气分析：pH 7.30，氧分压（PaO_2）62mmHg，二氧化碳分压（$PaCO_2$）29mmHg，碱剩余（BE）- 10mmol/L，HCO_3^- 18mmol/L，血乳酸（Lac）3.2mmol/L。心电图（ECG）：窦性心动过速。心肌酶（-）。超声心动图：中重度二尖瓣狭窄和关闭不全，左心房、右心室扩大，左心室射血分数（LVEF）46%。）
A. 冠状动脉造影
B. 试用无创机械通气
C. 气管插管或气管切开行有创机械通气
D. 利尿剂
E. 溶栓治疗
F. 加用强效抗生素治疗
G. 持续泵入氨茶碱
H. 静脉注射毛花苷丙（西地兰）

(86～90 共用题干)

患者，女性，33 岁。上腹痛 1 天，1 天前进食 1 小时后上腹隐痛，呈持续性，渐重，向腰背部放射，仰卧、咳嗽时加重，伴发热、恶心、频繁呕吐胃内容物，呕吐后腹痛无减轻。发病来无咳嗽、胸痛、腹泻及排尿异常。既往有胆石症多年，无反酸、黑粪史，个人史、家族史无特殊。查体：体温 39℃，脉搏 104/分钟，呼吸 19 次/分钟，血压 130/80mmHg。急性病容，侧卧卷曲位，皮肤干燥，巩膜无黄染，心肺无异常，腹部稍隆，上腹部轻度肌紧张，压痛明显，

可疑反跳痛，未触及肿块，Murphy 征阴性，肝肾区无明显叩痛，移动性浊音阳性，肠鸣音弱，双下肢无水肿。化验：血红蛋白 90g/L，白细胞 16.7×10^9/L，中性粒细胞 0.88，淋巴细胞 0.10；血淀粉酶 987（Somogyi）U，腹部 X 线平片未见膈下游离气体和液平，肠管稍扩张。

86. 该患者诊断考虑为急性重症胰腺炎，鉴别诊断主要考虑哪些疾病
   A. 消化道急性穿孔
   B. 急性肠梗阻
   C. 急性胃肠炎
   D. 慢性胆囊炎急性发作
   E. 急性重症胰腺炎
   F. 心肌梗死
   G. 急性阑尾炎
   H. 泌尿系结石

87. 经早期综合治疗，患者腹胀进行性加重，肠鸣音消失，胃管引流液多，临床考虑存在胃肠功能障碍，其发生机制包括
   A. 腹腔大量渗出导致血容量减少，小肠血管强烈收缩，肠黏膜血供减少，肠壁通透性增加
   B. 急性应激状高分解代谢，肠黏膜上皮细胞生长周期延缓，肠上皮修复延缓，肠黏膜萎缩
   C. 炎症介质包括引起肠黏膜通透性增高
   D. 应激反应、腹膜后渗出和胰腺炎病变直接刺激腹腔神经丛，引起肠道动力障碍
   E. 炎症渗出液侵蚀肠管、大量毒素吸收引起肠麻痹、梗阻
   F. 禁食致消化道运动障碍，消化液和内分泌激素增加，从而使肠黏膜萎缩

88. 该患者可能出现的胃肠功能衰竭临床表现包括
   A. 腹胀
   B. 应激性溃疡
   C. 腹泻
   D. 肠梗阻
   E. 肠道细菌和毒素易位
   F. 肠内营养不耐受
   G. 肠道激素分泌增加

89. 对该患者胃肠功能障碍进行监测和诊断的指标包括
   A. 黏膜内 pH（pHi）测定
   B. 肠道细菌易位测定
   C. 膀胱压力监测
   D. 胃肠动力监测
   E. 肠黏膜屏障通透性测定
   F. 血浆内毒素测定
   G. 中心静脉压监测

90. 病程第 3 周，患者再次出现发热，考虑肠源性胰腺坏死细菌感染，目前认为其感染途径可能有
   A. 血液循环途径
   B. 细菌移位即细菌穿透肠壁后进入胰腺
   C. 外源置管感染
   D. 通过胆道系统入主胰管
   E. 腹水途径
   F. 淋巴途径

（91 ~95 共用题干）

患者，男性，25 岁。饮酒后左上腹疼痛伴呕吐 9h，呈持续性剧痛，向左腰背部放射，呕吐后疼痛无缓解。查体：血压 80/50mmHg，脉搏 124 次/分钟，呼吸 24 次/分钟，体温 37.9℃。急性痛苦容貌，烦躁。左上腹压痛明显，墨菲征阴性，腹水征阳性，肠鸣音弱。血淀粉酶明显升高。

91. 引起血淀粉酶升高的疾病包括
A. 胆石症　B. 肠梗阻
C. 急性心肌梗死　D. 急性胰腺炎
E. 胃肠道穿孔　F. 慢性胃炎

92. 对于急性胰腺炎诊断分型有帮助的是
A. 血淀粉酶升高程度
B. 血钙降低
C. 血氧分压下降
D. 少尿或无尿
E. 肋腹部及脐周出现紫色瘀斑
F. 尿淀粉酶升高
G. 发热

93. 患者临床诊断为重症胰腺炎，其病理特点为
A. 钙皂斑
B. 胰腺腺泡细胞及脂肪坏死、血管出血
C. 坏死灶外周大量炎性细胞浸润
D. 脓肿、假性囊肿或瘘管形成
E. 静脉炎、淋巴管炎和血栓形成
F. 胰腺干酪样坏死
G. 胰腺间质充血、坏死和炎症细胞浸润，无或少量腺泡坏死，血管变化不明确

94. 对于重症胰腺炎，采取的综合治疗措施包括
A. 早期液体复苏
B. 大量糖皮质激素应用
C. 早期广谱抗生素应用
D. 全身支持治疗
E. 维护脏器功能
F. 恰当的营养支持
G. 胰腺坏死感染的防治

95. 患者腹胀进行性加重，出现腹腔间室综合征，其原因可能为
A. 大量液体复苏
B. 肠功能障碍、肠梗阻
C. 腹腔和腹后大量液体渗出
D. 腹腔出血
E. 消化道出血
F. 中心静脉压升高

（96～100 共用题干）

患者，男性，60 岁。因“突发呼吸困难 2 小时”入院。患者于入院前 2 小时，无明显诱因出现呼吸困难，症状进行性加重；无明显咳嗽、咳痰、咯血，无发热、胸痛等不适。患者既往有支气管哮喘史，不规则用药。入院查体：急性病容，大汗淋漓，烦躁，不能对答，不能平卧，呼吸 35 次/分钟，双肺叩诊呈过清音，双肺呼吸音低，未闻及明显干湿性啰音。心率 120 次/分钟，律齐，未闻及杂音，SpO_2 85%，血压 150/85mmHg。腹部检查（－），双下肢无水肿。

96. 需要考虑的诊断和加以鉴别的诊断是
A. AECOPD
B. 肺栓塞
C. 气胸
D. 支气管哮喘急性发作
E. 肺炎
F. 急性心肌梗死

97. 需要立即进行的检查是
A. 血常规　B. 心电图
C. 肺功能检查　D. 床旁 X 线胸片
E. 血气分析　F. 心肌酶谱

98. 重症型哮喘的判定标准有（提示：通过检查，胸片示两肺呈过度充气状态；血气分析：pH 7.34，$PaCO_2$ 63mmHg（8.3kPa），PaO_2 52mmHg（6.79kPa），SpO_2 83%；心电图示窦速；血常规示白细胞 $11.8 \times 10^9/L$，中性粒细胞 0.80，血红蛋白 130g/L，血小板 $150 \times 10^9/L$。）

A. 呼气峰值流速（PEF）昼夜变异率 > 30%

B. 端坐呼吸，大汗淋漓

C. pH < 7.35，$PaCO_2$ > 45mmHg，PaO_2 < 60mmHg，SPO_2 < 90%

D. 呼吸频率大于 30 次/分钟

E. 沉默肺

F. 交替脉

99. 需要考虑立即进行的治疗是

A. 吸氧

B. 无创或有创呼吸机使用

C. 静脉使用氨茶碱

D. 静脉滴注 5% 碳酸氢钠 100ml 纠酸

E. 静脉糖皮质激素的使用

F. 广谱抗生素应用

100. 患者采用机械通气治疗时应注意（提示：治疗 1 小时后，患者症状无改善，出现意识模糊，复查血气分析提示呼吸性酸中毒加重，给气管插管和机械通气治疗。）

A. 不使用外源性 PEEP

B. 潮气量设定在 700ml（患者为 50kg）

C. 早期镇静药物的使用，减轻人机对抗

D. 可采用定容控制模式（V - CMV）进行机械通气

E. 延长呼气时间

F. 可以使用肌松药

全真模拟试卷（五）

一、单选题：每道试题由1个题干和5个备选答案组成，题干在前，选项在后。选项A、B、C、D、E中只有1个为正确答案，其余均为干扰选项。

1. 患者，女性，32岁。6天前有牙痛病史，继而出现畏寒，寒战，发热，胸痛，咳嗽，咳脓痰。查体：体温39.8℃，呼吸急促，心肺查体无明显异常。血常规：白细胞19×10^9/L，中性粒细胞92%，为明确诊断以下最有意义的辅助检查是
   A. 骨髓穿刺检查　B. 肺功能
   C. 胸部X线　D. 支气管镜
   E. B超

2. 感染性休克患者首选的血管活性药物是
   A. 多巴胺　B. 肾上腺素
   C. 去甲肾上腺素　D. 多巴酚丁胺
   E. 氢化可的松

3. 患者，男性，30岁。因车祸致颅脑外伤，左股骨骨折并急性呼吸窘迫综合征，接受人工气道和呼气末正压机械通气治疗，为预防院内感染，主要采取的措施为
   A. 改气管插管为气管切开
   B. 防止呕吐
   C. 预防性使用抗生素
   D. 定时吸痰
   E. 选择性胃肠道脱污染，避免应用H_2受体阻滞药

4. 患者，女性，24岁。因羊水栓塞致ARDS行机械通气治疗，血压不稳定，尿少。吸入氧浓度（FiO_2）80%时，PaO_2 80mmHg（10.6kPa），为进一步改善肺部氧交换，拟加呼气末正压呼吸，但又担心加重循环负担，影响心输出量，因此需要做血流动力学监测，应选择下列哪种方法最有价值
   A. 中心静脉压测定
   B. 床旁胸片定期复查
   C. 床旁心脏超声技术
   D. 有创血压测定
   E. 漂浮导管（Swan-Ganz导管）监测

5. 患者，男性，77岁。因“COPD、呼吸衰竭”入院。体重50kg（原体重约60kg），血清白蛋白30g/L，血清转铁蛋白1.50g/L。则患者的营养状况属于
   A. 无营养不良
   B. 轻度营养不良
   C. 中度营养不良
   D. 重度营养不良
   E. 提供信息不够，无法判断

6. 急性肾功能衰竭多尿期大量利尿后，每日补液量以多少为宜
   A. 每日补液3000~3500ml
   B. 每日补液相当于尿量
   C. 相当于每日排出尿量的1/3~1/2
   D. 少于每日排出水分的1/2
   E. 多于每日排出尿量的1/2

7. 患者，男性，70岁。发热，咳嗽3d就诊，痰呈砖红色果冻状。体检：右上肺实变体征，X线胸片提示右上大叶性肺炎，水平裂下坠，其最可能的病原体是
   A. 肺炎克雷伯菌　B. 肺炎链球菌
   C. 肺炎支原体　D. 大肠埃希氏菌
   E. 肺吸虫

8. 正常体温时，一旦心脏停搏，脑组织储备的糖原和ATP逐渐耗尽的时间是

A. 15～20分钟　　B. 2～4分钟
C. 10～15分钟　　D. 4～6分钟
E. 5～10分钟

9. 患者，男性，65岁。慢性支气管炎、肺气肿病史20年，冠心病史5年。突发呼吸困难2天，意识障碍1小时来院。查体：浅昏迷，呼吸困难，口唇发绀，血压170/100mmHg，双肺散在湿啰音。心率128次/分，心律不齐。该患者下列哪项检查对诊断最重要
A. 床头胸片
B. 床头心电监测
C. 动脉血气分析
D. 头颅CT检查
E. 血电解质检查

10. 下列哪项不需要使用全胃肠外营养
A. 短肠综合征
B. 溃疡性结肠炎长期腹泻
C. 胆囊造瘘术后
D. 重症急性胰腺炎
E. 癌肿化疗致严重呕吐

11. 双频谱脑电监测（BIS）在一定程度上可反映镇静催眠的深度，一般BIS为多少表示镇静
A. 85～100　　B. 65～85
C. 40～65　　D. 30～40
E. 0～30

12. 急性缺氧伴二氧化碳潴留，下列变化哪项是不正确的
A. 心率减慢　　B. 神志模糊
C. 呼吸性酸中毒　　D. 颅内压增高
E. 扑翼样震颤

13. 在静息状态海平面呼吸空气条件下，诊断呼吸衰竭的指标之一是PaO_2值
A. 40mmHg　　B. 50mmHg
C. 60mmHg　　D. 70mmHg
E. 80mmHg

14. 患者，男性，35岁。因车祸致重型闭合性脑挫裂伤1天入院，第2天测血白蛋白水平为25g/L，你认为营养不良水平最可能是
A. 轻度营养不良
B. 中度营养不良
C. 重度营养不良
D. 正常状态
E. 难以单凭血白蛋白水平确定

15. 有关溺水临床特点错误的是
A. 轻度溺水者神志可清楚
B. 中度溺水持续淹溺3～4分钟
C. 重度溺水可出现心跳呼吸骤停
D. 海水淹溺易伴发肺水肿
E. 污水淹溺多伴发肺部感染

16. 以下哪项是循环功能障碍的病理生理学说
A. 内环境紊乱学说
B. 缺氧学说
C. 炎症反应与多器官功能衰竭学说
D. 肠内细菌移位学说
E. 凝血功能障碍学说

17. 低氧血症指动脉血氧分压低于
A. 100mmHg（1mmHg＝0.133kPa）
B. 90mmHg
C. 80mmHg
D. 70mmHg
E. 60mmHg

18. 下列哪种心力衰竭最适合使用洋地黄制剂
A. 二尖瓣关闭不全伴肺淤血
B. 心力衰竭伴快速心室率房颤
C. 主动脉瓣狭窄伴肺淤血
D. 肺源性心脏病伴右心功能不全
E. 二尖瓣狭窄伴窦性心律

19. Ⅱ型呼吸衰竭最常并发的酸碱失衡是
A. 呼吸性酸中毒
B. 代谢性酸中毒

C. 代谢性碱中毒
D. 呼吸性酸中毒合并代谢性酸中毒
E. 呼吸性酸中毒合并代谢性碱中毒

20. 以下关于失水的诊断，错误的是
A. 高渗性失水血钠 > 145mmol/L
B. 高渗性失水尿比重增加
C. 失水伴血浆渗透压正常可诊断为等渗性失水
D. 低渗性失水血细胞比容、红细胞计数增高
E. 失水伴尿钠降低仅见于低渗性失水

21. 以下哪项不是代谢性酸中毒的病因
A. 持续胃肠减压　B. 休克
C. 急性肾衰竭　D. 腹泻
E. 胰瘘

22. 肾上腺危象中，激素的分泌可发生下列哪种变化
A. 肾上腺素、醛固酮分泌减少，ACTH 升高
B. 肾上腺素、醛固酮分泌升高，ACTH 降低
C. 肾上腺素、醛固酮、ACTH 分泌均减少
D. 肾上腺素、醛固酮、ACTH 均升高
E. 肾上腺素分泌减少，醛固酮、ACTH 分泌升高

23. 多脏器功能障碍评分系统中指标不包括的是
A. 氧合指数　B. 血清肌酐
C. 血清总胆红素　D. 血小板计数
E. 白细胞计数

24. 患者，男性，35 岁。患甲亢 5 年，突发高热 2 天，伴大汗淋漓、心慌、气喘，不能平卧。查体：T 39.5℃，HR 130 次/分，双肺可闻及中小水泡音，不宜用下列哪种药物
A. 丙硫氧嘧啶　B. 碘溶液
C. 普萘洛尔　D. 氢化可的松
E. 对氨基水杨酸钠

25. 患者，女性，59 岁。因呼吸困难 4 天，手足搐搦 1 天入院，诊断为肺栓塞，血气检查提示呼吸性碱中毒，以下关于治疗措施错误的是
A. 治疗肺栓塞，改善呼吸困难症状
B. 鼓励患者深快呼吸
C. 静脉适量补给钙剂以增加血浆 Ca^{2+}
D. 用呼吸面罩增加呼吸道无效腔，减少二氧化碳呼出
E. 可吸入含 5% 二氧化碳的氧气

二、多选题：每道试题由 1 个题干和 5 个备选答案组成，题干在前，选项在后。选项 A、B、C、D、E 中至少有 2 个正确答案。

26. 关于急性呼吸窘迫综合征（ARDS），叙述正确的是
A. 呼吸频率加快，感气促逐渐加重，早期肺部体征可无异常，或可听到细小湿啰音
B. 在肺初受损的数小时内，可无呼吸系统症状
C. 呼吸窘迫不能用通常的氧疗使之改善
D. 患者呼吸窘迫，吸气费力，发绀，常出现呼吸性酸中毒
E. 后期二氧化碳潴留的原因为肺实变，通气/血流比例失调

27. 有助于创伤休克早期诊断的是
A. 肺动脉楔压（PAWP）< 8mmHg（1mmHg = 0.133kPa）
B. 精神状态改变
C. 皮肤湿冷
D. 中心静脉压（CVP）< 5mmHg
E. 收缩压下降（< 90mmHg 或较基础血压下降 > 40mmHg）

28. 急性肺动脉栓塞的临床分型是
A. 急性大面积肺栓塞

B. 急性次大面积肺栓塞
C. 低风险性肺栓塞
D. 中风险性肺栓塞
E. 高风险性肺栓塞

29. 下列常用检验指标的正常参考值错误的有
A. 动脉血乳酸的正常参考值为 2 ± 1mmol/L
B. 碱剩余（BE）正常参考值为 0 ± 2mmol/L
C. 氧输送的正常参考值约为500ml/min
D. 氧消耗的正常参考值约为250ml/min
E. 动脉血氧含量正常参考值约为20ml/L

30. 滴注血小板的临床指征是
A. 当输入约相当于 2 倍的浓缩红细胞时，应保持血小板计数 $>50\times10^9/L$
B. 对于急性失血的患者，血小板 $\geq50\times10^9/L$
C. 对于复合外伤或多发伤，血小板 $>100\times10^9/L$
D. 活动性出血患者，血小板 $\geq75\times10^9/L$
E. 神经外科手术患者，血小板 $\geq100\times10^9/L$

31. 急性呼吸窘迫综合征（ARDS）诊断的生理学指标包括
A. 总呼吸顺应性 $\leq50ml\cdot0.098kPa^{-1}$
B. 肺泡 - 动脉氧分压差 >26. 7kPa
C. 无论呼气末正压有多大，在无心肺血管疾病（或已纠正）情况下，氧合指数（PaO_2/FiO_2）≤200mmHg（1mmHg = 0. 133kPa）
D. 肺动脉楔压 <2. 4kPa
E. 中心静脉压 <2. 4kPa

32. HELLP 综合征立刻中止妊娠的指征包括
A. 无法控制的高血压，血压 >160/110mmHg（1mmHg = 0. 133kPa）
B. 持续恶化的肾衰竭
C. 严重腹腔积液
D. 胎盘早剥
E. 子痫

33. 可以反映肝功能的血清指标有
A. 白蛋白
B. 甲胎蛋白（AFP）
C. 凝血酶原时间（PT）
D. 吲哚氰绿（ICG）试验
E. 胆红素

34. 肝移植术后最为常见的血流动力学特征是
A. 高排低阻
B. 低排高阻
C. 高氧输送
D. 高排高阻
E. 低排低阻

35. 医院获得性感染包括
A. 医院获得性肺炎
B. 导管相关性血流感染
C. 导尿管相关性尿路感染
D. 腹腔感染
E. 手术切口感染

36. 脑梗死溶栓治疗的禁忌证不包括
A. 脑功能损害的体征比较严重
B. 体检发现有活动性出血或外伤的证据
C. 近 2 周内进行过大的外科手术
D. 发病时间少于 6 小时
E. 既往有颅内出血

37. 肺栓塞的胸部 X 线片表现可能有
A. 肺门动脉扩张
B. 楔形影
C. 肺纹理稀疏
D. 胸腔积液
E. 右心房增大

38. 关于急性肾损伤（AKI）的液体管理策略，叙述正确的是

A. AKI 患者治疗期间均应严格限制液体入量
B. 应根据 AKI 的不同时期调整液体量
C. 对所有 AKI 患者均应评估患者的血流动力学状态
D. AKI 患者可用晶体液补液
E. 选择胶体液补充合适的容量，更有利于 AKI 患者的恢复

39. 在重症监护病房（ICU）中，镇静、镇痛的适应证有
A. 谵妄
B. 自主呼吸与呼吸机对抗
C. 急性心功能不全
D. 躁动
E. 气管切开前准备

40. 关于颅内高压时的喷射性呕吐，叙述正确的是
A. 可清晨即吐
B. 不伴恶心
C. 多伴腹痛
D. 呕吐与饮食无关
E. 呕吐后不愿进食

41. 患者，女性，65 岁。剖腹探查、右半结肠切除术后，需要给予营养支持，以下考虑正确的有
A. 闻及肠鸣音后即可开始肠道喂养
B. 肠内营养尝试失败 72 小时后再考虑接受肠外营养
C. 延迟的肠内营养导致留住重症监护病房时间延长
D. 肠外营养容易达到早期营养供给目标
E. 肠外营养增加患者感染性并发症

42. 弥散性血管内凝血（DIC）患者实验室检查结果可出现
A. 纤维蛋白原正常
B. 血小板计数升高
C. 活化部分凝血酶时间（APTT）缩短
D. 凝血酶原时间（PT）延长
E. 凝血酶原时间（PT）缩短

43. 消化道穿孔需考虑抗真菌治疗的情况是
A. 长期使用抑酸药物
B. 长期使用抗生素
C. 长期呼吸机治疗
D. 长期肠外营养
E. 长期血液透析治疗

44. 关于急性肺水肿，叙述正确的是
A. 高流量、高浓度吸氧
B. 颅内高压患者宜选用吗啡
C. 可使用正压机械通气
D. 心源性肺水肿比非心源性肺水肿多见
E. 充分负压吸引加 95% 乙醇雾化吸入

45. 慢性阻塞性肺疾病急性加重（AECOPD）的长期治疗目标是
A. 减慢肺功能下降速度
B. 减缓慢性阻塞性肺疾病（COPD）进展
C. 降低社会经济负担
D. 提高患者生活质量
E. 延长急性发作间隔时间

三、共用题干单选题：以叙述一个以单一病人或家庭为中心的临床情景，提出 2～6 个相互独立的问题，问题可随病情的发展逐步增加部分新信息，每个问题只有 1 个正确答案，以考查临床综合能力。答题过程是不可逆的，即进入下一问后不能再返回修改所有前面的答案。

（46～48 共用题干）

患者，男性，83 岁。原有冠心病病史 3 年余，因胸闷、胸痛 2 小时入院。查体：BP 130/86mmHg，P 78 次/分，R 20 次/分，双肺未闻及干湿啰音，心脏听诊未闻及病

理性杂音，双下肢无水肿。心肌酶谱升高，心电图示：V1～V4 导联 Q 波形成，ST 段抬高。

46. 患者本次初步诊断是
    A. 心肌梗死　　B. 心绞痛
    C. 肺部感染　　D. 心包填塞
    E. 急性心肌炎

47. 住院期间患者突发意识不清。心电图示：QRS－T 波群消失，代之以形态不同、大小各异、极不整齐的图形。其心电图表现是
    A. 室性逸搏心律
    B. 心室颤动
    C. 窦性心动过缓
    D. 窦性静止
    E. 室性心动过速

48. 针对该心律失常最正确的治疗方法是
    A. 临时心脏起搏器
    B. 普罗帕酮慢推
    C. 同步电复律
    D. 非同步电复律
    E. 阿司匹林

（49～51 共用题干）

患者，男性，50 岁。活动时胸闷、胸痛 2 年余，加重 12 小时入院。查体：BP 134/82mmHg，P 72 次/分，R 20 次/分，双肺下野可闻及湿啰音，心脏听诊未闻及病理性杂音，双下肢无水肿。心肌酶谱升高，心电图示：急性广泛前壁心肌梗死，心房颤动。入院 1 小时突然出现晕厥伴抽搐，心电图示室性心动过速。

49. 此时应采取的处理措施是
    A. 利多卡因静注
    B. 同步直流电复律
    C. 毛花苷丙静注
    D. 多巴胺静注
    E. 普罗帕酮静注

50. 成人电除颤波电量应选择
    A. 100J　　B. 150J
    C. 200J　　D. 250J
    E. 360J

51. 半小时后患者出现口齿不清，左侧肢体乏力，肌力 I 级，此时考虑
    A. 脑出血
    B. 低血压
    C. 再次出现心室颤动
    D. 泵功能衰竭
    E. 脑栓塞

（52～54 共用题干）

患者，男性，45 岁。因“车祸致头、胸部多处外伤 1 天”住院。查体：神志浅昏迷，双肺呼吸音粗，可闻及少许湿啰音，左侧胸腔闭式引流，腹软，全腹无压痛、反跳痛，肠鸣音正常。白细胞 24×10^9/L，中性粒细胞 94%，血红蛋白 10g/L。头部 CT 提示蛛网膜下腔出血，胸部 CT 提示左侧血气胸。

52. 入院经治疗后患者出现腹泻、腹胀等胃肠功能紊乱症状，考虑肠功能障碍，与下述哪种疾病所致的肠功能障碍属于同一类型
    A. 短肠综合征　　B. 放射性肠炎
    C. 克罗恩病　　D. 休克
    E. 肠梗阻

53. 下述与患者出现肠功能障碍不相关的是
    A. 肠系膜血流减少
    B. 肠道菌群失调
    C. 肠内营养
    D. 电解质紊乱
    E. 使用镇静剂

54. 该患者发生肠功能障碍的病理基础改变是
    A. 肠黏膜水肿
    B. 菌群紊乱
    C. 肠黏膜缺血、缺氧

D. 消化酶活力下降

E. 以上都是

(55～57 共用题干)

患者，女性，72 岁。既往体健。因“皮肤、巩膜黄染 10 天，神志不清 2 天”入院。发病前因“坐骨神经痛”曾服用“布洛芬（芬必得）”等镇痛药物。查体：神志浅昏迷，全身皮肤及巩膜黄染，未见肝掌、蜘蛛痣，肝脾肋下未触及。血总胆红素 185μmol/L，ALT 1749U/L。

55. 对该患者神志不清的原因，无帮助的检查是

A. 头部 CT　　B. 血氨

C. 脑脊液　　D. 脑电图

E. 肝活检

56. 如对其进行肝活检，下述正确的是

A. 肝细胞广泛性坏死，病变呈弥散性分布

B. 整个肝小叶肝细胞坏死，但网状支架结构完整

C. 汇管区及周围未见炎性细胞浸润

D. 肝细胞肿胀，可见脂滴

E. 淤胆不明显

57. 如该患者经保肝药物治疗效果不佳，病情有恶化，在行肝移植前最合适的治疗方案是

A. 继续保肝药物维持

B. 人工肝

C. 中药

D. 使用肝细胞生长因子

E. 坏死肝切除术

(58～60 共用题干)

患者，女性，62 岁。因“右上腹痛伴寒战、高热 3 天”入院，既往有胆结石病史。入院查体：体温 39.5℃，血压 80/50mmHg，神志淡漠，巩膜黄染，右上腹压痛，未触及包块，肠鸣音正常。

58. 该患者初步诊断

A. 革兰染色阳性球菌脓毒症性休克

B. 革兰染色阴性杆菌脓毒症性休克

C. SIRS

D. 脓毒症

E. 严重脓毒症

59. 关于革兰阳性球菌脓毒血症，下列错误的是

A. 致病菌为金黄色葡萄球菌或溶血性链球菌

B. 常继发于痈、急性蜂窝织炎等

C. 休克发生早

D. 少尿或无尿不明显

E. 转移性脓肿多见

60. 该患者的病灶考虑为急性梗阻性化脓性胆管炎，其典型的临床表现是

A. 夏科三联征阳性

B. 胆囊肿大压痛

C. 墨菲征阳性

D. 雷诺五联征阳性

E. 右上腹阵发性绞痛

(61～65 共用题干)

患者，男性，53 岁。因“腹泻 10 余天，血压偏低 2 小时”入院，入院时发现患者呼吸深快，心率增快，神志不清。

61. 根据患者病史、症状，考虑以下哪个诊断可能性大

A. 呼吸性酸中毒

B. 代谢性碱中毒

C. 代谢性酸中毒

D. 呼吸性碱中毒合并代谢性酸中毒

E. 呼吸性酸中毒合并代谢性碱中毒

62. 入院后予以查血气，结果提示：pH 7.26，$PaCO_2$ 22mmHg，HCO_3^- 13mmol/L。患者目前存在何种酸碱失衡

A. 呼吸性酸中毒

B. 代谢性酸中毒

C. 呼吸性碱中毒

D. 代谢性酸中毒合并呼吸性碱中毒

E. 呼吸性酸中毒合并代谢性碱中毒

63. 以下哪项不符合代谢性酸中毒合并呼吸性碱中毒的血气表现

A. BE 正值增大

B. HCO_3^-明显下降

C. pH 正常

D. AB < SB

E. $PaCO_2$明显下降

64. 以下关于代谢性酸中毒的治疗，错误的是

A. 积极防治原发病

B. 纠正水、电解质紊乱

C. 严重酸中毒首选乳酸钠补充HCO_3^-

D. 纠正其酸中毒时应依据血清钾的下降程度适当补钾

E. 严重肾衰竭引起的酸中毒，需行透析治疗纠正水、电酸碱平衡

65. 有关代谢性酸中毒的补碱治疗错误的是

A. 碳酸氢钠是临床最常用的碱性药物

B. 纠酸宜快

C. 一般先补充计算量的1/2

D. 碳酸氢钠会影响K^+和Ca^{2+}浓度

E. 缺氧、肝疾病和乳酸性酸中毒时禁用乳酸钠

四、案例分析题：每道案例分析题至少3~12问。每问的备选答案至少6个，最多12个，正确答案及错误答案的个数不定。考生每选对一个正确答案给1个得分点，选错一个扣1个得分点，直至扣至本问得分为0，即不含得负分。案例分析题的答题过程是不可逆的，即进入下一问后不能再返回修改所有前面的答案。

（66~69 共用题干）

患者，男性，65岁。因“反复咳嗽、咳痰、喘息10年，痰量增加、气促加重3天”收入院。查体：心率100次/分，呼吸26次/分，取肺可闻及广泛哮鸣音和肺底湿啰音，各心瓣膜区未闻及杂音，双下肢有水肿。血气分析：pH 7.30，PaO_2 53mmHg，$PaCO_2$ 59mmHg。

66. 患者诊断为

A. 慢性阻塞性肺疾病急性加重

B. 心源性哮喘

C. 重症哮喘

D. 急性肺栓塞

E. 肺部感染

F. 自发性气胸

67. 患者的治疗是

A. 低流量持续给氧

B. 使用抗生素

C. 静滴茶碱类药物

D. 雾化吸入皮质激素类药物

E. 使用祛痰药物

F. 给予安定类药物助睡眠

68. 患者一般通气无法改善低氧状态和呼吸困难，需要无创正压通气的条件是

A. 中至重度呼吸困难伴辅助呼吸肌参与呼吸并出现胸腹矛盾运动

B. 患者痰液黏稠并且量多

C. 中至重度酸中毒（pH 7.30~7.35）和高碳酸血症（$PaCO_2$ 45 ~ 60mmHg）

D. 呼吸频率 >25 次/分

E. 意识模糊

F. 发绀

69. 在积极药物和无创正压通气下，患者呼吸衰竭仍进行性恶化，需要有创机械通气的指征有

A. 酸中毒（pH 7.30~7.40）

B. $PaCO_2$ 45~60mmHg

C. 呼吸频率 >25 次/分

D. $PaCO_2$ >60mmHg

E. 严重呼吸困难，胸腹矛盾呼吸

F. 呼吸抑制

（70～74 共用题干）

患者，女性，32 岁。剖宫产术后 3 天，突发气促，大汗 1 小时来院，立即予以面罩氧气吸入（吸入氧浓度 50%），症状无改善。查体：血压 140/90mmHg，呼吸 38 次/分，口唇发绀，双肺满布湿啰音和少量哮鸣音，血常规 WBC 11.3×10^9/L，N 87%。血气分析：pH 7.324，PaO_2 50mmHg，$PaCO_2$ 34mmHg。

70. 该患者呼吸困难的原因可能是
   A. ARDS　B. 重症肺炎
   C. 肺栓塞　D. 失血性休克
   E. 急性左心衰竭　F. 肺不张

71. 为进一步诊断需要的检查是
   A. X 线检查
   B. 动脉血气检查
   C. 腹部 B 超
   D. BNP 检查
   E. 通气/灌注 ECT
   F. 超声心动图

72. 为缓解患者的呼吸困难，下列哪些措施是正确的
   A. 硝酸酯类药物控制血压
   B. 快速利尿剂静脉推注
   C. 无创面罩通气
   D. 应用抗生素预防感染
   E. 输液扩容
   F. 氧疗

73. 为进一步明确诊断，下列哪项最有助于鉴别急性呼吸窘迫综合征与心源性肺水肿
   A. 呼吸困难与体位的关系
   B. 啰音部位
   C. 缺氧程度
   D. 肺动脉楔压
   E. 有无心脏病病史
   F. 低氧血症

74. 患者入院后行 Swan－Ganz 导管监测，测肺动脉楔压（PAWP）12mmHg，则支持下列哪种诊断
   A. 左心功能不全　B. 右心功能不全
   C. 支气管哮喘　D. ARDS
   E. 高血压　F. 肺栓塞

（75～78 共用题干）

患者，男性，68 岁。2 年前诊断肺心病。1 周来咳嗽、咳痰、喘息加重伴双下肢水肿。查体：神志清，双肺可闻及湿啰音，心率 100 次/分，律齐。肝肋下 2.5cm，质软。双下肢水肿。血常规：白细胞计数及中性粒细胞分类均增高。血气分析：pH 7.35，PaO_2 50mmHg，$PaCO_2$ 78mmHg，HCO_3^- 34mmol/L。

75. 该患者目前存在的并发症有
   A. 肺部感染
   B. 心力衰竭
   C. 呼吸衰竭
   D. 呼吸性酸中毒
   E. 呼吸性酸中毒合并代谢性酸中毒
   F. 支气管扩张

76. 关于该患者的治疗，可以采用的治疗措施包括
   A. 控制感染
   B. 保持呼吸道通畅
   C. 氨溴索化痰
   D. 持续低流量吸氧
   E. 5% 碳酸氢钠纠正酸中毒
   F. 利尿

77. 根据上述血气分析结果，本患者应属于下列哪种酸碱失衡
   A. 呼吸性酸中毒合并代谢性碱中毒
   B. 代谢性酸中毒合并呼吸性碱中毒
   C. 慢性呼吸性酸中毒
   D. 慢性呼吸性碱中毒
   E. 代谢性碱中毒
   F. 代谢性酸中毒

78. 患者经氧疗、控制感染、解痉平喘等治疗后病情有好转，但出现尿量减少，伴颈静脉怒张、下肢水肿加重，考虑

心力衰竭无改善，需应用正性肌力药，正确的叙述是

A. 剂量宜小

B. 应用前应注意纠正缺氧和低血钾

C. 患者心率 >120 次/分时应用

D. 宜选用作用快、排泄快的洋地黄类药物

E. 可合并应用利尿剂

F. 以右心衰竭为主要表现合并严重感染的患者

（79 ~ 82 共用题干）

患者，女性，52 岁。因“突发晕厥 1 次”来诊。患者原有缺血性心脏病心功能不全病史，长期服用血管紧张素转换酶抑制药（ACEI）、利尿剂等药物。查体：体温 36.5℃，脉搏 86 次/分，呼吸 24 次/分，血压 90/50mmHg。口唇无发绀，颈静脉怒张。心率 86 次/分，律齐，双肺未闻及干湿啰音，双下肢轻度水肿。

79. 为明确诊断应立即进行的检查项目包括

A. 心电图　　B. 胸部 X 线片

C. 血常规　　D. 颅脑 CT

E. 血生化　　F. 超声心动图

80. 紧急的处理是（提示：入院 1 小时后，血钾 2.9mmol /L，心电图（ECG）：QT 间期轻度延长 0.50 秒，患者再次意识丧失，心电监护发现尖端扭转型室性心动过速。）

A. 补钾

B. 补镁

C. 非同步电复律

D. 盐酸胺碘酮（可达龙）

E. 异丙肾上腺素

F. 临时起搏器

G. 抗凝

H. 气管插管，机械通气

81. 进一步的治疗措施是（提示：经过处理，约 1 分钟后转为窦性心律，频发室性期前收缩。）

A. 超声心动图评估

B. 胸部 CT

C. 冠状动脉造影

D. 冠状动脉 CT 血管造影

E. 肺动脉 CT 血管造影（CTPA）

F. 心脏 MRI

82. 下一步的治疗方案是（提示：超声心动图示左心室 55cm，左心室射血分数（LVEF）35%。）

A. 血管紧张素转换酶抑制药（ACEI）或血管紧张素受体拮抗药（ARB）

B. 利尿剂

C. 倍他乐克

D. 心脏再同步化并植入心脏复律除颤器（CRTD）

E. 口服胺碘酮

F. 抗血小板治疗

（83 ~ 85 共用题干）

患者，男性，25 岁。因“心前区疼痛 2 小时”来诊。疼痛向左肩放射，吸气时疼痛加重，坐位时减轻，伴有畏寒、发热。查体：体温 38℃，脉搏 110 次/分，脉律规则，血压 105/75mmHg（1mmHg = 0.133kPa），心脏无杂音，两肺未见异常。有血吸虫病史。心电图：除 aVR 与 V1 导联外，各导联 ST 段抬高。

83. 最可能的诊断是

A. 肺梗死

B. 心肌梗死

C. 急性心包炎

D. 心肌梗死并发继发性心包炎

E. 心肌炎

F. 感染性心内膜炎

G. 气胸

84. 可能出现的病情变化是（提示：入院第 3 天，血压 90/75mmHg，颈静脉怒

张，气促不能平卧。）

A. 再次肺栓塞

B. 心肌梗死面积扩大

C. 心脏压塞

D. 败血症

E. 心脏腱索断裂

F. 张力性气胸

G. 肥厚型心肌病

85. 应立即给予的处理是（提示：患者出现意识障碍，血气分析：Ⅰ型呼吸衰竭。）

A. 吸氧

B. 呋塞米（速尿）

C. 机械通气

D. 心包穿刺

E. 静脉滴注多巴胺

F. 吗啡

（86～88 共用题干）

患者，男性，58 岁。因“胃癌根治术后第 5 天发热，呼吸困难”转入重症监护病房。查体：体温 38.5℃，脉搏 118 次/分，呼吸 34 次/分，血压 86/50mmHg（1mmHg = 0.133kPa）。患者烦躁，口唇发绀，颈静脉无怒张。心率 118 次/分，律齐。经皮脉搏血氧饱和度 82%。血红蛋白 82g/L。

86. 为了解患者的氧代谢状况，可以采用的监测方法有

A. 动脉血乳酸

B. 碱缺失

C. 混合静脉血氧饱和度

D. 中心静脉血氧饱和度

E. 氧输送和氧消耗

F. 微循环监测

87. 患者的碱缺失值是 -16，叙述正确的是

A. 碱缺失是标准条件下［38℃，$PaCO_2$ 5.32kPa（40mmHg），血氧饱和度 100%］，将血液滴定至 pH 7.4 所需的酸碱量

B. 碱缺失是人体代谢性酸碱失衡的定量指标，加酸量碱剩余（BE）正值，系代谢性酸中毒；加碱量 BE 为负值，系代谢性碱中毒

C. 血气分析中的碱缺失水平能反映全身无氧代谢的状况和组织酸中毒的程度

D. 按数值可分为正常、轻度、中度、重度

E. 该患者是中度的碱缺失

F. 碱缺失越严重，多器官功能障碍综合征（MODS）发生率、死亡率和凝血障碍的概率越高，住院时间越长

G. 碱缺失联合其他指标（生命体征、乳酸等）可增加预测的敏感性

88. 该患者的混合静脉血氧饱和度（SvO_2）42%，可以采用的治疗手段有

A. 甲泼尼龙 500mg

B. 适当的液体复苏

C. 适量输血

D. 氧疗，必要时机械通气

E. 连续肾替代疗法（CRRT）

F. 必要时镇痛、镇静

G. 必要时予以多巴酚丁胺

（89～92 共用题干）

患者，女性，64 岁。因“丙型病毒性肝炎肝硬化 10 余年，拟行原位肝移植手术”来诊。3 个月前 2 次行食管静脉曲张静脉套扎术，2 个月前曾发生呼吸道、尿路感染，1 个月前痰培养提示白色念珠菌（+），并给予正规的抗感染治疗。术前曾有大量腹腔积液，多次行腹腔穿刺抽取腹腔积液并同时给予利尿、补充白蛋白等处理。手术时间 10 小时，术中出血量为 4000ml，术后转入外科重症监护病房（SICU），给予常规肝移植术后处理。

89. 术后转入 SICU 后应观察的项目是

A. 血乳酸　B. 凝血功能
C. 血流动力学　D. 尿量
E. 血肌酐　F. 引流管引流量

90. 术后可预防性使用的抗感染药物是
A. 卡泊芬净
B. 亚胺培南/西司他丁
C. 阿米卡星
D. 罗红霉素
E. 头孢哌酮/舒巴坦
F. 头孢曲松
G. 伏立康唑

91. 术后5天患者体温反复高于37℃，其原因可能为
A. 细菌感染
B. 急性排斥反应
C. 药物热
D. 术后发热
E. 真菌感染
F. 病毒感染
G. 巨细胞病毒（CMV）感染

92. 为明确诊断应进行的检查是
A. 胸部X线片
B. 血培养
C. 他克莫司（FK506）血药浓度
D. 腹部CT
E. 心脏彩色多普勒超声
F. 血常规
G. 降钙素原检测

（93～97共用题干）

患者，男性，44岁。因“结肠癌拟行手术”来诊。术后转入重症监护病房（ICU）。既往人类免疫缺陷病毒（HIV）感染，高血压病史5年，血压控制良好，胃溃疡病史3年，曾因饮酒出现胃出血1次。目前给予患者机械通气，患者躁动明显。查体：血压180/100mmHg（1mmHg＝0.133kPa），心率112次/分，经皮脉搏血氧饱和度（SPO_2）为100%。遂给予芬太尼及丙泊酚镇痛、镇静治疗，用药后患者心率逐渐降至86次/分，血压120/55mmHg，安静入睡，大声呼唤数次可睁眼，自主呼吸1～2次/分。

93. 依据Ramsay评分，患者的镇静状态级别是
A. 1分　B. 2分
C. 3分　D. 4分
E. 5分　F. 6分

94. 这种情况下应避免使用的药物是（提示：患者既往在门诊接受规律的抗反转录病毒治疗，用药包括蛋白酶抑制剂，洛匹那韦＋利托那韦，和核苷酸反转录酶抑制剂，叠氮胸苷，患者对抗病毒治疗效果好，治疗不能停药。）
A. 咪达唑仑　B. 丙泊酚
C. 氟哌啶醇　D. 劳拉西泮
E. 吗啡　F. 芬太尼

95. 可以使用的药物是（提示：术后6小时，患者逐渐清醒并恢复肌力，停用镇静药物后顺利脱机拔管。患者主诉腹部疼痛明显。查体：患者生命体征平稳，心率76次/分，血压144/70mmHg，经皮脉搏血氧饱和度为98%，疼痛部位位于伤口周围，考虑伤口疼痛，使用镇痛药物。）
A. 吗啡
B. 芬太尼
C. 氟比洛芬酯
D. 布桂嗪（强痛定）
E. 曲马多
F. 对乙酰氨基酚

96. 依据肌肉活动评分法（MAAS），患者的评分为（提示：应用镇痛药物后，患者伤口疼痛明显缓解，但术后12小时，患者再次出现腹痛、腹胀，心率逐渐增至124次/分，血压110/65mmHg，经皮脉搏血氧饱和度为97%，呼吸30次/分，12

小时腹腔引流共110ml，淡血性，患者烦躁明显，能遵嘱活动，但在床上不断翻转，摆弄引流管及胃管。）

A. 0分　　B. 1分
C. 2分　　D. 3分
E. 4分　　F. 5分
G. 6分

97. 若患者应用镇痛药物后，伤口疼痛明显缓解，但术后12小时，再次出现腹痛、腹胀，心率逐渐增至124次/分，血压110/65mmHg，经皮脉搏血氧饱和度为97%，呼吸30次/分，12小时腹腔引流共110ml，淡血性，患者烦躁明显，能遵嘱活动，但在床上不断翻转，摆弄引流管及胃管。适合于该患者的处理包括

A. 立刻给予镇痛治疗
B. 加快输液速度
C. 进行腹部查体，了解腹部疼痛情况
D. 给予艾司洛尔等降心率药物
E. 挤压引流管保持通畅
F. 请手术医师查看患者

（98～100共用题干）

患者，女性，21岁。因“颈部淋巴结大、触痛13天，发热畏寒11天”来诊。2小时前突然呕血，量约200ml，鲜血性，粪为黑色。既往史无特殊。查体：体温36.7℃，脉搏130次/分，呼吸40次/分，血压100/70mmHg（1mmHg＝0.133kPa），口唇无发绀，心率130次/分，律齐，腹肌紧张，压痛（+），无反跳痛，肠鸣音消失。经皮脉搏血氧饱和度95%。

98. 为明确诊断应立即进行的检查项目包括

A. 血常规
B. 凝血时间
C. D－二聚体（D－D）及纤维蛋白降解产物（FDP）
D. 心电图
E. 血生化检查
F. 动脉血气分析

99. 该患者可以诊断为（提示：实验室检查：血白细胞6.14×10^9/L，中性粒细胞0.87，血红蛋白61g/L，血细胞比容16%，血小板64×10^9/L，凝血酶原时间（PT）26.5秒，活化部分凝血酶时间（APTT）95秒，纤维蛋白原0.6g/L，D－二聚体）12.46μg/ml，纤维蛋白降解产物（FDP）87.5μg/ml。再次呕血200ml，血压降至78/56mmHg，复查血乳酸4.7mmol/L。）

A. 上消化道出血
B. 贫血
C. 休克
D. 重症感染
E. 弥散性血管内凝血（DIC）
F. 下消化道出血

100. 此时应立即进行的治疗是（提示：患者自觉呼吸费力，面罩吸氧8L/min，血氧饱和度91%，血气分析：pH 7.39，氧分压（PaO_2）59mmHg，二氧化碳分压（$PaCO_2$）29mmHg，碱剩余（BE）－5.6mmol/L。血压无升高。末梢发绀。）

A. 呼吸机辅助通气
B. 静脉滴注新鲜冷冻血浆
C. 加用升压药
D. 应用肝素
E. 静脉滴注血小板
F. 应用氨甲环酸
G. 应用广谱抗生素

高级卫生专业技术资格考试用书

重症医学全真模拟试卷与解析

（副主任医师/主任医师）

答案解析

英腾教育高级职称教研组　编写

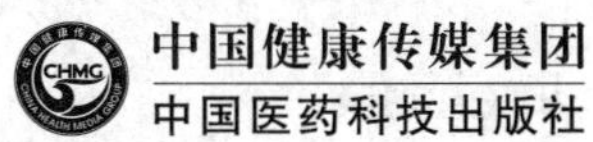

内容提要

根据人力资源和社会保障部、卫健委《关于深化卫生事业单位人事制度改革的实施意见》和《加强卫生专业技术职务评聘工作的通知》，高级卫生专业技术资格采取考试和评审结合的办法取得。本书是“高级卫生专业技术资格考试用书”系列之一，紧扣高级卫生专业技术资格考试前沿与新版考纲，包括两个分册：“全真模拟试卷”包含题型说明与5套高度仿真模拟试卷，其所设题目数量、题型比例分配、难易程度、考核知识点构架均严格模拟真题；“答案解析”为5套模拟试卷的全解析版，有助于考生及时检验复习效果，有的放矢地归纳、梳理并记忆考试重点、难点与易错点，主要适用于参加卫生专业技术资格高级职称考试（副高、正高）评审申报人员在最后阶段冲刺备考，高分通过考核。

图书在版编目（CIP）数据

重症医学全真模拟试卷与解析/英腾教育高级职称教研组编写. —北京：中国医药科技出版社，2023.6

高级卫生专业技术资格考试用书

ISBN 978-7-5214-3864-2

Ⅰ.①重… Ⅱ.①英… Ⅲ.①险症-诊疗-资格考试-题解 Ⅳ.①R459.7-44

中国国家版本馆CIP数据核字（2023）第069306号

美术编辑 陈君杞
责任编辑 高一鹭 刘孟瑞
版式设计 友全图文

出版 **中国健康传媒集团**｜中国医药科技出版社
地址 北京市海淀区文慧园北路甲22号
邮编 100082
电话 发行：010-62227427 邮购：010-62236938
网址 www.cmstp.com
规格 787mm×1092mm 1/16
印张 8 1/2
字数 187千字
版次 2023年6月第1版
印次 2023年6月第1次印刷
印刷 北京紫瑞利印刷有限公司
经销 全国各地新华书店
书号 ISBN 978-7-5214-3864-2
定价 48.00元

获取新书信息、投稿、为图书纠错，请扫码联系我们。

目录

全真模拟试卷（一）答案解析

一、单选题

1. E 对心肌梗死患者来说，转运途中最可能出现心律失常和血压变化。因此除颤设备、心电监测、血流动力学监测设备和吸氧装置都比较重要。而体温监测相对不重要。

2. B 针对患者家属最关心的问题，应当重点说明由于医学的特殊性和不确定性，治疗效果只是一个概率，很难确定的讲肯定好转或不好转。

3. A 肠坏死的病因可分为动脉系统疾病、肝门静脉系统疾病和炎性疾病。①动脉系统疾病指任何堵塞、压迫或收缩肠系膜动脉的疾病。堵塞肠系膜动脉的疾病包括肠系膜动脉栓塞、肠系膜动脉血栓形成，以及主动脉夹层或人工血管/支架覆盖肠系膜动脉开口。②肝门静脉系统疾病主要是指肠系膜静脉 - 肝门静脉系统血栓形成，其形成的原发疾病包括门静脉高压、手术/创伤、脾切除、血吸虫感染以及机体高凝血状态。③炎性疾病导致的肠坏死较少见，主要是急性出血性肠炎。

4. D 心肌梗死后心电图呈动态演变。对于ST段抬高型心梗：在梗死后数小时之内为早期超急性损伤期，可表现为T波高尖。数小时后出现损伤性ST段移位，ST段明显提高，弓背向上，与直立的T波连接，形成单向曲线。1～2天内出现病理性Q波，同时R波降低，为急性期改变。ST段抬高持续数日至两周左右，逐渐回到基线水平。T波则变为平坦或倒置，此时为亚急性期改变。数周至数月后，T波呈两肢对称性倒置，心电图无动态变化，此为慢性稳定期。

5. B 胆固醇合成的亚细胞部位在内质网和胞液，磷脂合成的部位在内质网，故二者的共同代谢场所在内质网。

6. E TSAb是TSH受体刺激性抗体，与TSH受体结合产生类似TSH的生物效应，是毒性弥漫性甲状腺肿（GD）的直接致病原因。TSH水平受甲状腺激素水平的反馈调节，在GD中可以反馈抑制，导致TSH降低。故E正确。

7. E 心房颤动的f波频率为350～600次/分，心房扑动为250～350次/分，正常窦性心律为60～100次/分。

8. D 脑疝是指颅内压增高，使脑组织的一部分受到压迫而向阻力最小的方向移位，并被挤入一些狭小的腔隙，造成该处的脑组织、神经、血管受压，产生相应的症状。患者初期瞳孔轻度缩小，时间很短，常不易发现，以后逐渐开始散大，为动眼神经受压所致。

9. D ①窒息：大咯血患者的主要危险在于窒息，这是导致患者死亡的最主要原因。因此，在大咯血的救治过程中，应时刻警惕窒息的发生。②失血性休克：患者因大量咯血而出现脉搏细速、四肢湿冷、血压下降、脉压差减少。③吸入性肺炎：咯血后，患者常因血液被吸收而出现发热，体温38℃左右或持续不退，咳嗽剧烈，白细胞总数升高、核左移，常提示合并有吸入性肺炎或结核病灶播散。④肺不张：由于大量咯血，血块堵塞支气管；或因患者极度虚弱，镇静剂、镇咳剂的用量过度，妨碍了支气管内分泌物和血液排出，易造成肺不张。

10. B 外源性菊粉清除率测定方法被视为 GFR 评判的“金标准”，但存在许多不足。首先，这些物质费用昂贵；其次，同位素标记的物质涉及放射暴露问题；另外，标本采集、实验操作繁琐；加之受年龄、性别和体表面积的影响，尤其是无法实现危急患者检测的及时性，从而限制其在临床的应用。

11. A 根据心包腔内液体量增长的速度快慢可分为急性心脏压塞和慢性心脏压塞。①急性心脏压塞可见于急性心包炎、心包积血（心肌梗死后室壁瘤破裂、冠状动脉瘤或主动脉夹层瘤破裂）、胸部创伤（穿透性）及肿瘤等。②慢性心脏压塞见于特发性心包积液、结核性心包积液、心脏和心包肿瘤、黏液性水肿、心肌梗死后综合征、心包切开术后综合征、结缔组织病、胸部放射治疗后等。心律失常不是心脏压塞的常见病因。

12. B MODS 的病因：①各种外科感染引起的脓毒症；②严重的创伤、烧伤或大手术致失血、缺水；③各种原因的休克、心跳、呼吸骤停复苏后；④各种原因导致肢体、大面积的组织或器官缺血再灌注损伤；⑤合并脏器坏死或感染的急腹症；⑥输血、输液、药物或机械通气；⑦患某些疾病的病人更容易发生 MODS，如心、肝、肾的慢性疾病，糖尿病，免疫功能低下等。诊断 MODS 须排除恶性肿瘤终末期的多器官功能受累。

13. B 低血容量性休克的血流动力学特征是中心静脉压下降，肺动脉嵌顿压下降，心排血量减少，心率加快，体循环阻力增高。PAWP 用 Swan－Ganz 肺动脉漂浮导管来测定，反映左心室的舒张末压，也是反映前负荷的指标，正常值为 8～15mmHg。

14. D 检查血浆脑钠肽（BNP）和 NT－proBNP，有助于急性心力衰竭的快速诊断与鉴别，阴性预测值可排除急性心力衰竭。诊断急性心力衰竭的参考值：NT－proBNP $<$ 400pg/ml 或 BNP $<$ 100pg/ml，心力衰竭可能性小，阴性预测值为 90%；NT－proBNP $>$ 1500pg/ml 或 BNP $>$ 400pg/ml，心力衰竭可能性大，阳性预测值为 90%。

15. B 放射性核素影像（闪烁法）是胃排空评估的金标准。用不同的核素分别标记液体和固体，通过 γ 照相机检测胃内液体和固体的排空情况，可得到胃内容半排空时间。该方法无创并且有良好的可重复性，但是由于需要转送患者及耗时较长等技术原因，其在危重患者中的应用受到一定限制。

16. B 确诊慢性阻塞性肺疾病（COPD）需要肺功能检查，使用支气管扩张剂后 $FEV_1/FVC<70\%$ 可以确认存在不可逆的气流受阻。根据 FEV_1 占预计值的百分比进行功能分级。COPD 肺功能分级：Ⅰ级（轻度）$FEV_1 \geq 80\%$ 预计值；Ⅱ级（中度）$50\% \leq FEV_1 < 80\%$ 预计值；Ⅲ级（重度）$30\% \leq FEV_1 < 50\%$ 预计值；Ⅳ级（极重度）$FEV_1 < 30\%$ 预计值或 $FEV_1 < 50\%$ 预计值伴呼吸衰竭。

17. D 肝移植术后为预防感染，使用抗感染药的时间为术后 3～5 天（术后感染高发期）。

18. E 患者有面部创伤，因此无法确定鼻腔结构是否完整，同时可能有筛骨骨折，在此情况下不可经由鼻腔插管。颈椎损伤临床多见，暴力严重者常导致颈椎骨折脱位和脊髓损伤，可出现呼吸肌麻痹，影响呼吸，需行气管切开。

19. A 心源性休克的基本机制为泵功能衰竭，由于心脏泵功能衰竭而导致心排血量急剧下降，引起的循环灌注不良，组织细胞缺血、缺氧导致急性心肌梗死。

20. C 此题考查肝移植术后感染的预防以及原理：巨细胞病毒感染在移植后早期感染阶段达到高峰。

21. A 多种因素可以诱发急性呼吸窘迫综合征，其中感染是导致急性呼吸窘迫综合征的最常见原因。主要包括：①直接肺损伤因素：肺炎，吸入胃内容物，肺挫伤，吸入有毒气体，淹溺、氧中毒等，其中，最为常见的是肺炎、胃内容物吸入；②间接肺损伤因素：严重感染，严重的非胸部创伤，急性重症胰腺炎，大量输血，体外循环，弥散性血管内凝血等。

22. A 少量气胸，常无明显体征，积气量较多时，患者胸廓饱满，肋间隙增宽，呼吸动度减弱，语音震颤以及语音共振减弱或者消失，叩诊患侧呈鼓音。

23. D 甲状腺危象的发病机制较复杂，目前的几种观点认为：①血液循环中总甲状腺激素或游离甲状腺激素的浓度突然增加。②不合适的停用治疗甲状腺功能亢进症药物等，均可使单位时间内大量甲状腺激素突然释放入血液，导致甲状腺功能亢进症原有的症状急速加重。③应激状态下，交感神经及肾上腺髓质活力增加，循环中儿茶酚胺浓度升高，使机体代谢率显著增强。④甲状腺素在肝中清除减少和其他非甲状腺疾病的存在均引起 T_4 清除减少，使血中甲状腺激素含量增加。⑤组织对甲状腺激素的反应能力降低。因一些甲状腺危象患者表现血清甲状腺激素浓度并无明显增加。

24. A 合并基础病是发生重症社区获得性肺炎（SCAP）和重症医院获得性肺炎（SHAP）的共同风险因素，几乎 50% 的 SCAP 患者合并慢性阻塞性肺疾病（COPD），是最主要的易感因素；此外，还有慢性心脏疾病、糖尿病、酗酒等。SHAP 的主要发病机制包括口咽部微生物的误吸、远处感染灶的血行播散和肠道细菌转移定植。

25. C 肝肾综合征的发病机制主要与肾血管收缩导致的肾血流动力学异常有关。肝肾综合征时肾血管的收缩与以下因素有关：①有效循环血量减少，使肾交感神经张力增高。②肾血流量减少使肾素释放减少，肝功能衰竭使肾素灭活减少，导致肾素 - 血管紧张素 - 醛固酮系统激活。③激肽系统活动抑制。④肾脏产生的 PGs 和 TXA_2 失平衡，白三烯生成增加。⑤内皮素 - 1 生成增多。⑥内毒素血症。⑦假性神经递质引起血流重分布，使肾血流减少。

二、多选题

26. AC 失血性休克主要措施为止血，补充血容量纠正休克，积极处理原发病。

27. ABCD 如果致命原因为晚期疾病、败血症、器官衰竭、终末期心脏病或者严重中枢疾病等，发生心跳骤停、心动过缓多于心动过速、复苏成功的几率低，预后不良。一些急性中毒、心律失常或电解质紊乱等导致的心脏骤停多见于室速、室颤，如能消除促发因素，预后良好。晚期心功能衰竭，心脏复苏开始时间的延误导致严重的低氧、酸中毒，预后不良。

28. ACE 此题考查低流量氧疗系统启动的条件：潮气量在 300 ~ 700ml 之间；呼吸规则并且稳定；呼吸频率 < 30 次/分等。

29. AB 急性左心衰又叫急性左心心功能不全，它的临床表现和体征主要有以下几点：①心悸、严重呼吸困难、呼吸急促、发绀、咳粉红色泡沫样痰，强迫坐位、大汗、口唇轻微发绀、双肺听诊湿啰音。②病情危急，可迅速发生心源性休克、昏迷而导致死亡。③短时间内心肌收缩力明显降低和（或）心脏负荷明显增加。④心排血量急剧下降，肺循环压力急剧上升。

30. ABCE 创伤性凝血病是指由于大

出血及组织损伤后激活凝血、纤溶、抗凝血途径，在创伤早期出现的急性凝血功能紊乱。创伤后的凝血病表现为凝血酶原时间（PT）和部分凝血活酶时间（APTT）延长、血小板（PLT）计数减少和纤维蛋白原（Fib）水平降低等。

31. ABCDE 脑出血内科治疗的原则：脱水降颅压，减轻脑水肿；调控血压，防止继续出血；而对于高血压脑出血的外科手术治疗的最终目的是清除血肿，减轻脑组织受压，尽量保证患者的神经功能，减少或防止相应并发症。1. 一般治疗：卧床休息，保持呼吸道通畅，吸氧，预防感染，营养支持，对症治疗等。2. 调控血压：血压过高时，容易增加再出血、增加颅内压的危险性，应根据血压、颅内压、年龄、出血原因、发病时间等情况及时控制血压。脑出血患者不要急于降压，应先进行脱水、降颅压治疗后，再根据血压情况控制血压。3. 脱水降颅压：减轻脑水肿：应用甘露醇、呋塞米（速尿）、人血白蛋白和甘油果糖等脱水，剂量根据出血量、出血部位和颅内压情况而定，监测肾功能、保持出入量和电解质平衡。4. 亚低温治疗：ICU 可通过冰帽、冰毯、物理降温的方法达到理想的治疗体温。5. 外科手术治疗：①适应证：目前认为，患者如无意识障碍则多不需手术；有明显意识障碍、脑疝尚不明显时，外科治疗优于内科；②常用的手术方式：开颅清除血肿、穿刺抽吸血肿、脑室穿刺引流血肿等。

32. ABCDE ①加强原发感染病灶的治疗和预防是关键措施，务求做到控制炎症扩散，防止病原菌进入血液和导致血行感染。②尽可能提高患者机体免疫力，对免疫力低下患者进行保护性隔离，严格隔离耐药菌株感染患者，实行统一病房管理，防止患者获得院内多重耐药菌株的感染。③执行严格的洗手制度，任何操作或检查前后都必须洗手，防止从医务人员获得感染耐药菌株，切断耐药菌株的传播途径。④合理地预防性使用抗菌药物可减低一些手术的术后血行感染发生率，但切忌滥用广谱抗菌药物。避免造成肠道二重感染伪膜性肠炎而导致死亡。⑤加强各种诊疗措施的无菌操作技术，如皮肤消毒、配制液体应在无菌台上操作，配好液体应在 4h 内输入。尤其是呼吸机、留置导尿管的消毒，尽量减少不必要介入性操作。各种留置导管时间不宜过长，若可能感染，应立即拔除并做细菌培养。

33. ABCDE 此题考查医院获得性肺炎的基础知识：VAP 是最常见的 HAP，HAP 若需住 ICU 则是重症 HAP，HAP 包括在医院内获得及出院后 48h 发病的肺炎。在临床诊断 VAP 时，早期正确的经验性抗生素治疗显得非常重要。由于 SHAP 患者病情危重，致病菌常为多重耐药菌，临床上常见的有铜绿假单胞菌、不动杆菌、产超广谱酶（ESBLs）肠杆菌科细菌和 MRSA 等，故在治疗上多建议采用“猛击”方案。从重症医学专业范畴出发，重症肺炎是由致病微生物在肺组织内生长繁殖引发感染，导致患者因呼吸功能受累或衰竭而需要进入重症医学科病房监护、治疗的肺实质炎症。根据发病时间，HAP 可分为 2 类，入院后 4d 以内发生的肺炎称为早发型，5d 或以上发生的肺炎称为迟发型，2 种类型 HAP 在病原菌分布、治疗和预后上均有明显的差异。尤其是迟发型 HAP，由于耐药菌感染机会的增加，导致治疗难度显著上升，病死率高达 33% ~50%，因此不论其是否达到重症诊断标准，抗感染治疗均按重症处理。故选 ABCDE。

34. ABCD 心肌梗死定义为：心脏生物标记物（最好是肌钙蛋白）增高或增高

后降低，至少有1次数值超过正常上限，并有以下至少1项心肌缺血的证据。①心肌缺血临床症状；②心电图出现新的心肌缺血变化，即新的ST段改变或左束支传导阻滞（按心电图是否有ST段抬高，分为急性ST段抬高型心肌梗死STEMI和非ST段抬高型心肌梗死NSTEMI）；③心电图出现病理性Q波；④影像学证据显示新的心肌活力丧失或区域性室壁运动异常；⑤造影或尸检证实冠状动脉血栓形成。

35. ABD 美国妇产科指南提出，妊娠期高血压应将血压控制在SBP 140～160mmHg，DBP 90～105mmHg，建议选择静脉应用拉贝洛尔或尼卡地平。硝普钠和ACEI、ARB因不良反应大禁用于妊娠期妇女。利尿药可进一步减少血容量，加重胎儿缺氧，除非存在少尿情况，否则亦不宜使用。

36. ABCE 血管内导管指经周围血管（常用股动脉、股静脉）插入特制导管至心脏、大血管及其他周围血管进行诊断、研究和治疗疾病的一门专科技术。导管相关性血流感染（CRBSI）指留置血管内装置的患者出现菌血症，经外周静脉抽取血液培养至少一次结果阳性，并与经导管头端培养出的微生物相同，且除血管导管外没有其他明确的感染灶者。导管培养原则主要包括：①如果怀疑患者存在CRBSI，应在给予抗感染药物之前抽取双份血培养，1份由血管内导管取，1份由外周静脉取，若患者不存在CRBSI的症状和体征，无须对所有拔出的导管进行常规性病原学检查。②对于中心静脉导管，应该对导管尖端进行病原学培养，而不是导管皮下潜行段，不推荐对导管尖端进行定性的肉汤培养。③如果怀疑存在导管相关感染，并且穿刺点处有渗液或分泌物，应使用拭子取样送检病原学培养和革兰染色。④对于短期留置的血管内导管，建议常规临床病原学检查，对于长期留置的血管内导管，如果穿刺点和导管头半定量培养菌落计数均<15cfu/plate，考虑血管内导管不是血流感染的感染源。

37. CD 使患者不再失液，补充已丧失的液体。能口服尽量口服，不能口服可静脉输注5%葡萄糖+10%氯化钾。补充已丧失液体量的估算方法是根据临床表现或血钠水平估计缺水程度。补液时需注意，速度不宜过快，一般不超过0.5～1.0mmol/（L·h），以避免快速扩容导致脑水肿。治疗期间应监测全身情况及血钠浓度，酌情调整后续补给量。高渗性脱水者体内总体钠是减少的，只不过是由于失水多于失钠，故在纠正脱水过程中，应适当补充钠。如同时有缺钾纠正时，应在尿量超过40ml/h后补钾，以免引起血钾过高。经过补液治疗后，酸中毒仍未得到纠正时可补给碳酸氢钠溶液。

38. AC ARDS治疗原则与一般急性呼吸衰竭相同。主要治疗措施包括：积极治疗原发病、氧疗、机械通气以及调节液体平衡等。ARDS可以分为一般的支持治疗和呼吸支持治疗。呼吸支持治疗措施包括：①氧疗：ARDS患者往往存在低氧血症严重的症状，及时进行氧疗，改善气体交换功能，保证氧输送，防止细胞缺氧。患者治疗的基本目的是改善低氧血症，使动脉氧分压（PaO_2）达到60～80mmHg。②液体通气：液体通气是在常规机械通气的基础上经气管插管向肺内注入相当于功能残气量的全氟碳化合物，以降低肺泡表面张力，促进肺重力依赖区塌陷肺泡复张。液体通气72h后，ARDS患者肺顺应性可以得到改善，并且改善气体交换。

39. ABCDE 根据发病机制和临床表现特点，将呼吸困难分为以下五种类型：①肺源性呼吸困难（又分为吸气性、呼气性和混合性三类呼吸困难)；②心源性呼吸困难；③中毒性呼吸困难；④神经精神性呼吸困难；⑤血液病源性呼吸困难。故选 ABCDE。

40. ABDE 此题考查呼气末二氧化碳降低的原因：导管意外拔出，气道完全阻塞，机械通气路断开，气管导管误入食管，故选 ABDE。

41. CD 此题考查神经调节辅助通气的设置参数：神经调节辅助通气（NAVA）的支持水平；呼气末正压等。NAVA 需要设置的参数为 NAVA 支持水平，单位为 $cmH_2O/\mu V$，即单位 EAdi 呼吸机提供的压力辅助。动态监测 EAdi，根据 EAdi 水平和 NAVA 支持水平调节输出压力。当通气不足时，患者自主呼吸驱动增加，EAdi 升高，呼吸机增加压力支持水平，当通气满足需要时，患者的吸气下降，EAdi 会降低到一定程度。设置呼气末正压的作用是使萎陷的肺泡复张并维持开放、增加肺泡内压和 FRC、增加肺顺应性、改善通气血流比例、改善氧合，对抗气道陷闭，克服内源性 PEEP 引起的呼吸功增加。故选 CD。

42. CDE 吸气时间与呼气时间比：吸呼比的选择应考虑患者的自主呼吸状态、氧合与二氧化碳状态及血流动力学状态，即全面评估吸呼比对呼吸和循环各方面的影响。吸气时间增加有利于气体分布，增加气道压力，改善氧合，但可能因为吸气时间延长导致吸呼转换与患者不同步，人机对抗，或因为呼气时间减少而导致内源性 PEEP，甚至血流动力学不稳定。而呼气时间增加有利于肺泡气充分排出，有助于血液回流，但因吸气时间减少而不利于氧合。阻塞性通气功能障碍时，功能残含量（FRC）增加，呼吸中枢受抑制，呼吸频率减慢，呼气时间进一步延长，若呼气时间缩短，将导致 FRC 进一步增加和呼吸中枢进一步受抑制。所以，慢性阻塞性肺疾病（COPD）和哮喘患者的 I∶E 一般设置在 1∶2.5 或更长。延长吸气时间或反比通气（IRV）造成气道压峰值（PIP）下降，平均气道压（mPIP）升高，可以使萎陷的肺泡复张，改善膨胀不全、时间常数较长的肺泡充气，改善气体分布和通气/血流比例，降低肺内分流，减少生理无效腔。IRV：常规机械通气正常的呼吸时间比（I∶E）为 1∶2，IRV 是延长吸气时间，使（I∶E）≥1∶1，甚至高达 4∶1 的一种通气模式。IRV 主要用于伴严重低氧血症的急性呼吸窘迫综合征（ARDS）患者。

43. ABCD 此题考查容量控制通气的设置参数：主要包括潮气量，峰流速，呼吸停顿时间，呼吸频率等。

44. ABD β-内酰胺酶类抗生素的作用机制包括抑制胞壁黏肽合成酶，使细菌细胞壁缺损，菌体膨胀死亡；触发细菌的自溶酶活性。其他选项都不符合。

45. ABCDE 中枢神经系统（CNS）感染时常有髓鞘的破坏：髓鞘的破坏可继发于神经元的受损，即神经元溶解性脱髓鞘，另外一种称为轴周脱髓鞘。后者可见于病毒感染时，也可见于脱髓鞘疾病时。炎性过程中引起脱髓鞘的机制可能有下列 5 种：①病毒对少突胶质细胞的直接细胞病理效应；②免疫介导的病毒对少突胶质细胞向性的改变；③免疫介导的对感染的少突胶质细胞的破坏；④病毒诱导的自身免疫性脱髓鞘；⑤“旁观者”脱髓鞘，伴随脱髓鞘可能出现髓鞘再生，导致症状的缓解。

三、共用题干单选题

46. C 机械通气过程中出现气道高压报警需及时查找原因，人机对抗、气道分泌物潴留及管道扭曲等均可引起气道高压报警，盲目上调高压报警界限而不处理原因会导致病情恶化。

47. D 导致呼吸做功增加的情况：肺水肿、气道阻力增加、气道分泌物增多、呼吸机回路积水、人机对抗等。

48. B 患者发热、咳嗽、黄痰、血常规计数高、胸片左中下肺渗出病灶，诊断肺炎成立，有呼吸衰竭、循环衰竭、病变跨肺叶，提示重症肺炎。

49. E 重症肺炎的呼吸衰竭非泵衰竭，呼吸兴奋剂有害无益。

50. B 肺炎处理应抗感染并充分行气道引流，有循环功能衰竭等的症状应抗休克及脏器支持治疗。感染性休克属于分布性休克，此时有效循环容量不足，应早期容量复苏（扩容），而非减容（利尿）。

51. B 患者突然出现的呼吸困难、胸痛等，考虑气胸或肺栓塞，但无咯血，且体征亦提示气胸，抗感染非紧急处理。

52. C 患者诊断为重症肺炎，重症肺炎会导致肺泡内压力增高，过度充气，此时如果患者咳嗽或打喷嚏，会使压力进一步升高，继而导致肺泡破裂引发气胸。X线胸片是诊断气胸的重要方法，可显示肺受压程度，肺内病变情况以及有无胸膜粘连、胸腔积液及纵隔移位等。由提示可知，患者肋膈角消失，外带肺纹理消失、并有压缩边界，符合气胸的典型X线表现。因此现考虑出现的并发症是脓气胸。

53. B 患者长时间住ICU，长期留置深静脉导管，突发寒战、高热，具有严重感染的临床表现，无其他脏器定位症状及体征，故考虑颈内静脉导管相关感染可能性大。

54. E 患者长期经颈内静脉行肠外营养，发热不排除导管相关性血流感染，应首先拔除颈内静脉导管。

55. B 考虑存在导管相关性血流感染（CRBSI），应同时留取导管及外周血培养及导管尖端定量或半定量法培养。

56. B 确诊颈内静脉导管相关金黄色葡萄球菌（MRSA）感染，应考虑是否存在医院获得性心内膜炎，骨髓炎和其他迁徙性感染症状，所以应行心脏超声检查，以确定是否存在感染性心内膜炎。

57. D 具有抗MRSA活性的药物包括：万古霉素（对金黄色葡萄球菌具有强大的抗菌作用）、利奈唑胺（抑菌剂）、达托霉素（杀菌剂）、替加环素（抑菌剂）。此患者系MRSA感染，万古霉素系最优选。

58. D 确认脑死亡包括判定的先决条件、临床判定、确认试验和判定时间4个方面。①临床判定，深昏迷：脑干反射全部消失，无自主呼吸（靠呼吸机维持、自主呼吸激发试验证实无呼吸）。②确认试验：正中神经短潜伏期体感诱发电位（SLSEP）显示N9和（或）N13存在而P14、N18和N20消失，脑电图呈电静息，经颅多普勒超声（TCD）显示颅内前循环和后循环呈振荡波、尖小收缩波或电信号消失（3项中至少2项阳性）。患者已具有脑死亡的临床标准和两项确认试验标准，基本上可确定为脑死亡。

59. B 临床判定和确认试验结果均符合脑死亡判定标准者可首次判定为脑死亡，首次判定12小时后再次复查，结果仍符合脑死亡判定标准者，方可最终确认为脑死亡。

60. C 患者明确的脑死亡，估计将很快出现心跳停止而进入临床死亡。

61. D 创伤性凝血病是指由于大出血及组织损伤后激活凝血、纤溶、抗凝血途径，在创伤早期出现的急性凝血功能紊乱。题干中得知患者凝血酶原时间(PT)27.3秒，活化部分凝血酶时间(APTT) >120秒，凝血酶原时间一般为11 ~13秒，都比正常值高。血小板和纤维蛋白原都比正常值低，均符合创伤性凝血病的临床诊断。

62. E 与常规实验室检查比较，血栓弹力图（TEG）能反映全血的凝血和纤溶水平，可以作为创伤性凝血病的常规监测和评估的证据，是目前比较理想的检查方法。临床可应用血栓弹力图评估凝血病的特征和指导止血治疗。

63. D 治疗措施：①积极止血，处理原发创伤，控制活动性出血，避免继续失血而加重休克、酸中毒和血液稀释。②及时、恰当地纠正休克，休克是创伤性凝血病发生的关键诱因，要及时纠正。③体温监测，防治低体温并避免由低体温诱导的凝血功能障碍。④出血和凝血病的处理，积极选择合适的血液制品，补充凝血底物，对于创伤大出血的患者应该尽早输入血浆，建议静脉滴注首剂红细胞的同时就开始静脉滴注新鲜冷冻血浆。⑤推荐大量输血时监测钙离子浓度。大量输血后如果钙离子浓度低或心电图提示存在低钙血症可补充氯化钙溶液。

64. D 过敏性休克是外界某些抗原性物质进入已致敏的机体后通过免疫抑制在短时间内发生的一种强烈的累积多脏器的症候群，通常发生剧烈，若不及时处理，长期可危及生命。常见病因为青霉素、血清、疫苗等过敏。临床表现为烦躁、四肢厥冷、心动过速、尿量减少、血压下降等。此患者输注青霉素后突发胸闷、气短、发绀、四肢冷。P128 次/min，BP 75/50mmHg，为过敏性休克表现。

65. E 肾上腺素是过敏性休克首选特效药物。肾上腺素能激动 α 受体和 β 受体。α 受体兴奋，可使皮肤、黏膜血管及内脏小血管收缩。作用于 β_1 受体，增强心肌收缩力，扩张冠状血管。作用于 β_2 受体，松弛支气管平滑肌，并抑制肥大细胞释放过敏性物质（如组胺等），还可使支气管黏膜血管收缩，降低毛细血管的通透性，有利于消除支气管黏膜水肿。

四、案例分析题

66. ABDE 急性肾损伤（AKI）的诊断一旦确立，即应充分并快速识别并纠正可能导致 AKI 的原因，主要有以下几点：①严重感染和感染性休克是导致 AKI 的常见原因。②ICU 的危重患者在救治中应用的不少药物具有肾毒性，避免应用肾毒性药物或采用更为合理的用药方法，有可能预防 AKI 的发生。③影像学诊断应用的造影剂或增强剂可诱导 AKI，占医院获得性 AKI 的 10%。④其中脓毒症、大手术、严重创伤等也会造成肾损伤的发生。

67. E 排尿困难呈渐进性，可伴发急性尿潴留或肾功能受损。患者为老年男性，有前列腺增生病史，排尿困难半年，尿量减少伴腹胀 2 天，查体腹胀，中下腹膨隆，叩诊浊音，首先考虑前列腺增生梗阻引起急性尿潴留。

68. ACDEF 尿比重、血肌酐、血电解质、泌尿系 B 超检查可明确尿量减少是肾前性、肾性、肾后性，是否与电解质紊乱有关，泌尿系形态学是否异常等。腹腔穿刺无指征。鉴别肾前性、肾性少尿：肾性少尿时，尿渗量常 $<350mOsm/kgH_2O$。

69. ADEF 急性肾功能不全时，因酸性代谢产物积聚引起代谢性酸中毒。AKI 患者可出现多种电解质紊乱，包括高钾血症、低钾血症、低钠血症、低钙血症、高磷血症、高镁血症等，其中最常见及危急的为高钾血症，应及时发现与处理。

70. D 因诊断梗阻性尿潴留，留置导尿是解除梗阻最简单有效的治疗措施，梗阻解除后患者肾功能将很快恢复。

71. C 患者主诉突发胸部持续性撕裂样剧烈疼痛，并向腹腰部放射，考虑主动脉夹层，撕裂到腰部。心肌梗死复发一般不会有腰腹部放射；高血压脑病患者会出现呕吐，意识模糊，神智障碍等高危现象，由题干可知患者神志清，因此不考虑高血压脑病；急性左侧心力衰竭主要症状粉红色泡沫样痰；急性胰腺炎一般不会有胸痛；短暂性脑缺血发作的典型症状为一侧麻木、无力、视力障碍等。该患者未出现此典型症状，因此短暂性脑缺血发作不考虑。

72. ABCDFG 考虑诊断为主动脉夹层，需要与心肌梗死、张力性气胸等鉴别诊断。心电图、心肌酶、血生化检查有助于心肌梗死鉴别，胸部增强 CT 有助于确诊主动脉夹层；患者有腰痛，肾功能有助于了解肾功能及下一步治疗指导；胸部 X 线片有助于明确气胸。

73. ABDEF 当临床拟诊主动脉夹层时，立即安排患者入住重症监护病房，让患者绝对卧床休息、严密监测生命体征和血管受累征象。该病起病急骤，病情凶险，为病死率较高的急性大血管病变，因此应严密监测血压、尿量、神经系统及体征的改变。给予有效的镇痛、镇静、吸氧及降压治疗。目的是减低心肌收缩力，减低左心室收缩速度，降低外周动脉压，解除疼痛。剧痛患者应即刻静脉应用较大剂量吗啡（≥1 次 5mg）或哌替啶（≥1 次 100mg），亦可佐以舌下含服盐酸二氢埃托啡（1 次 20 ~ 40μg）。常用的降压药物有硝普钠、乌拉地尔、艾司洛尔、拉贝洛尔等。肝素抗凝会加重主动脉夹层的出血风险，因此不采用此治疗措施。

74. BDF 主动脉夹层是指各种原因造成的主动脉壁内膜损伤，在血流动力学变化影响下出现裂缝，强力的血液冲击局部撕裂的内膜而进入主动脉中膜，致使中膜沿主动脉长轴方向分离并扩展，循环中的血流进入主动脉壁间而形成双腔主动脉的两层分离状态。在血压增大时，血流对血管壁的压力也会随之增大。而心率加快时患者会出现血压过大，心率增快，交感神经过度兴奋，心肌收缩力进一步加强，会对血流流入血管壁的流量更加增大，造成主动脉夹层更加严重，因此该患者应迅速将收缩压降至 100 ~ 120mmHg 或更低，但应保证能维持最低的有效终末器官灌注。待病情和血压稳定后逐渐改为口服降压药，可以选用 β 受体拮抗剂（普萘洛尔等）或钙离子拮抗药（维拉帕米、地尔硫䓬等）来减低心肌收缩力。临床上治疗主动脉夹层的标准方案为 β 受体拮抗剂联合硝普钠；一般不应用血管紧张素转换酶抑制剂（卡托普利等），因其致咳嗽不良反应可能加重病情；也禁用肼屈嗪、二氮嗪和米诺地尔等强降压药，因其可同时增加心肌收缩力和心率，加重主动脉夹层的分离。

75. C 完全子宫破裂：子宫壁全层破裂、宫腔与腹腔相通，产妇感撕裂样剧烈腹痛，子宫收缩停止或消失，并出现急性失血与休克症状、体征，全腹压痛反跳痛，胎心、胎动消失，阴道流血呈鲜红色。此患者处于分娩期，烦躁，下腹部压痛反跳痛，子宫轮廓不清，胎心、胎动消失应考虑完全子宫破裂。

76. A 患者腹部症状，不排除子宫破裂，需急行产科 B 型超声明确诊断。

77. ABCE 术中出血 4000ml，需血管活性药物维持血压，存在失血性休克，大量输注血液制品，有可能存在灌注不足引起的乳酸升高，代谢性酸中毒，大量出血及输血，凝血因子丢失，有可能存在弥散性血管内凝血，并有极高的急性呼吸窘迫综合征发生风险。

78. ABCEF 结合患者凝血功能检查结果及切口、穿刺点出现渗血考虑患者现 DIC 状态，治疗措施包括：抗凝治疗（低分子肝素钙应用），凝血因子补充（输注新鲜冰冻血浆、重组人凝血因子Ⅶa治疗)、抗纤溶(补充人纤维蛋白原)及对症治疗。替代治疗(血小板计数 $<20\times10^9/L$ 或 $<50\times10^9/L$ 伴有严重出血的患者输5~10U血小板可以使血小板计数增加 $(20\sim30)\times10^9/L$,最终升高至 $50\times10^9/L$。)防止患者出血进一步加重。患者此时凝血功能极差,属于剖腹探查禁忌证。

79. AB 患者有高血压病史,出现撕裂样胸痛常呈持续性,主动脉瓣区有杂音,首先考虑主动脉夹层并已累及主动脉瓣,心电图检查未见心肌梗死征象。气管居中,双肺呼吸音正常对称可除外气胸,心音有力可除外心包炎。而患者有高血压病史,本次舒张压>120mmHg,符合高血压危象的定义。

80. ABCE 患者需行主动脉CTA检查以明确诊断,心脏超声以评估主动脉夹层是否累及主动脉瓣,查心肌酶学鉴别急性心肌梗死,肾功能检查明确有无肾病的基础,但肝功能不是立即需检查的项目,患者不考虑癫痫,脑电图不必要。

81. A 主动脉夹层时,为稳定或制止动脉内膜继续剥离,进而缓解症状,要求收缩压控制在100~120mmHg,心率控制在60~80次/分。

82. ADEF 硝普钠是临床常用的药物,对紧急降压非常有效;而无论疼痛和收缩压是否升高,β受体拮抗剂均应应用,以减少心室的收缩速度;钙离子阻滞剂正越来越多的应用于主动脉夹层,特别是地尔硫䓬和维拉帕米,同时具有血管扩张和负性肌力作用,是应用到主动脉夹层的合适药物。

83. D DeBakey Ⅰ型是指起源于升主动脉,扩展到主动脉弓或其远端的主动脉夹层,其首选的治疗方法为手术治疗,在手术准备阶段,内科治疗是基础。

84. CE 患者出现发热、咳嗽伴呼吸困难,呼吸急促,肺部还出现少许湿啰音均符合重症肺炎临床表现及体征。题干中患者的氧合指数(P/F):$PaO_2/FiO_2=50/0.5$ 为100mmHg。≤100mmHg,因此符合急性呼吸窘迫综合征的血气分析。

85. AF 重症肺炎是ARDS发病的常见诱因,临床上表现为进行性加重的呼吸窘迫和低氧血症,肺部影像学上表现为非均一性的渗出性病变。早期肺部体征不明显,可闻及管状呼吸音。X线早期以渗出为主,病情进展可出现肺间质纤维化;血气分析早期表现为过度通气,后期由于呼吸衰竭、呼吸肌疲劳等,表现为通气不足,二氧化碳潴留,导致呼吸性酸中毒。呼吸窘迫的症状通常非常明显,会出现呼吸频率增快,频率>28次/分,心动过速等症状。有的患者两肺可闻及干、湿啰音,哮鸣音,后期可出现肺实变体征。血气分析可表现为不同类型及程度的酸碱平衡失调。ARDS的典型症状为在起病6~72h迅速出现的呼吸困难,并进行性加重。

86. ABCDF 此题考查ARDS的病理生理表现:肺广泛性充血水肿,肺实变,肺泡内透明膜形成,肺泡内微血栓形成,正常的肺组织能够调节肺内液体的运动以少量的组织间液及肺泡的干燥。这种调节机制被打破后,会造成肺间质及肺泡中大量液体的渗出,从而引起气体交换减少。

87. B ARDS的主要病理生理机制是肺微血管壁通透性增加,间隙水肿,肺表面活性物质缺失,肺泡萎陷,使通气血流比例失调,肺内分流增大,导致严重低氧血症。

88. ABCDF ARDS的通气早期可以选用无创通气,但患者出现烦躁,血流动力学不稳定,应尽早改有创机械通气。选择合适的呼气末正压通气(PEEP)可以改善 ARDS 患者肺顺应性，纠正低氧血症。其他的呼吸支持方法包括液体通气、俯卧位通气、肺保护性通气、高频通气等，研究表明有助于改善氧合。

89. D 胸片提示患者两中下肺纹理增多模糊，斑片状阴影，结合患者呼吸急促的表现，且肺水肿是重症患者呼吸困难的常见原因。故为减轻肺水肿，应合理限制液体入量，在保证体循环血压稳定情况下，适当负平衡（入量较出量少 500ml 左右），有利于改善氧合和病情恢复。

90. ABEF 急性及持续性上腹部疼痛是急性胰腺炎的典型特征。腹痛常位于上腹部正中偏左，并可放射至后背。早期还可伴有发热，急性胰腺炎的腹部体征是肠鸣音减弱或消失。因此该患者考虑为急性胰腺炎。目前需完善的相关检查包括：①血清淀粉酶：其水平至少是正常值上限的 3 倍才具有诊断意义。其他急腹症如消化性穿孔、胆石症、胆囊炎、肠梗阻、急性肠系膜血栓形成、异位妊娠等都可有血清淀粉酶升高，因此临床上注意鉴别诊断。②腹部 B 超：应作为常规初筛检查，急性胰腺炎 B 超可见胰腺肿大、膜内及膜周围回声异常，亦可了解胆囊和胆道情况；后期对脓肿及假性囊肿块有诊断意义。③腹部 CT：目前 CT 检查已成为急性胰腺炎重要的检查方法。CT 扫描更有利于全面、细致、准确地显示急性胰腺炎时胰腺本身和胰周、腹膜后、腹腔内等部位的病变，对急性胰腺炎的诊断和鉴别诊断、评估其严重程度等具有重要临床价值。④腹部 X 线平片：排除其他急腹症，如消化道穿孔等。可发现肠梗阻征象。

91. ABCD 根据患者临床表现，结合患者为青年男性，目前存在急腹症，鉴别诊断应考虑急性胰腺炎、急性阑尾炎、急性消化道穿孔、急性胆系炎症等可能。腹痛起病，且存在腹部体征，急性心肌梗死可能性小；而泌尿系结石亦可以急性腹痛起病，但其放射部位以会阴部、大腿内侧为主，且常不伴发热，故不考虑。急性胃肠炎常以脐周疼痛为主，常无腹肌紧张，且肠鸣音常以亢进为主，故不考虑。

92. ACDEFH CT 为诊断急性胰腺炎标准影像学方法，根据炎症严重程度分为 A ~ E 级。A 级：正常胰腺；B 级：弥漫性或局灶性胰腺肿大，不伴有胰周改变；C 级：胰腺实质及周围炎症改变，胰周轻度渗出；D 级：胰腺实质及周围炎症改变，胰周渗出明显，胰腺实质或胰周单个液体积聚；E 级：胰腺或邻近区域有两处或两处以上的境界不清的积液或积气。A ~ C 级常为轻型胰腺炎；D ~ E 级常为重症急性胰腺炎。

93. CE 1. 多器官功能障碍综合征（MODS）是指机体遭受严重感染、创伤、休克及大手术等急性损伤后，同时或序贯出现 2 个或 2 个以上脏器功能障碍。它的全身炎症反应诊断标准为：①体温 > 38℃ 或 < 36℃；②呼吸频率 > 20/min（自主呼吸）或 $PaCO_2$ < 32mmHg（机械通气）。由题干可知患者体温 38.5℃，呼吸 42 次/分钟，均符合 MODS 的临床表现。2. 重症胰腺炎可引起强烈腹痛，腹痛部位以上腹部为主，病情加重后，疼痛部位逐渐向全腹部及腰背部放射。严重者可出现呼吸困难、意识改变，部分人消化道出血，表现为吐血、黑便。由题干可知，患者符合重症胰腺炎的临床表现。

94. ABCEF 血液净化能将过多的抗炎、促炎症介质滤出，减轻炎症介质引起的全身炎症反应综合征（SIRS）反应，对脏器功能有明显的保护作用、能够稳定内环境、促进更好的液体管理、减轻组织间隙水肿，改善氧合、降低腹腔内压力。采取最佳的循环和呼吸功能支持治疗；减少蛋白质的消耗，控制感染；早期营养，尽量使用肠内营养；合理使用抗生素；减少不必要的输血。患者目前处全身炎症反应期，已出现 MODS，治疗以调控全身炎症反应为主，适当液体复苏，脏器功能支持，促进肠道功能恢复，防治肠源性内毒素血症，避免脏器功能进一步损害，此期以纠正机体内环境为主，不主张行足量肠外营养。

95. ABCDEFG 帕马喹（扑疟母星）、亚硝酸盐、伯氨喹、氯酸钾、次硝酸铋、苯胺类、非那西丁、苯丙砜等均可引起高铁血红蛋白血症，引起发绀。

96. ABCD 常规实验室检查应包括电解质、肾功能、肝功能、动脉血气、血清渗透压、渗透间隙计算和尿液分析（尿沉渣结晶、肌红蛋白尿或血红蛋白尿），血、尿常规可明确是否存在血细胞异常、尿蛋白质定量增高等。其他实验室检查（如血药浓度水平、血清高铁血红蛋白水平和碳氧血红蛋白水平）对特殊患者的诊断有帮助。

97. A 患者有明确苯胺接触史，尿中对氨基酚阳性可作为接触苯胺的生物监测指标，具有苯胺中毒的临床表现，综合分析可诊断为苯胺中毒。

98. E 苯胺重度中毒：皮肤黏膜重度发绀，高铁血红蛋白高于 50%，并可出现意识障碍或高铁血红蛋白低于 50% 且伴有以下任何一项者：①赫恩小体可明显升高，并继发溶血性贫血；②严重中毒性肝病；③严重中毒性肾病。

99. ABCFG 苯胺急性中毒时亚甲蓝的应用：常用 1% 亚甲蓝溶液 5 ~ 10ml 加入 10% ~ 25% 葡萄糖液 20ml 静脉注射，一般用 1 ~ 2 次，如果注射过快或一次应用剂量过大易出现恶心、呕吐、腹痛，甚至抽搐、惊厥等。苯胺急性中毒治疗原则：①迅速脱离现场，清除皮肤污染，立即吸氧，严密观察；②高铁血红蛋白血症用高渗葡萄糖，维生素 C，小剂量亚甲蓝治疗；③溶血性贫血，主要为对症和支持治疗，重点在于保护肾脏功能、碱化尿液、应用适量肾上腺糖皮质激素；④化学性膀胱炎，主要为碱化尿液，应用适量肾上腺糖皮质激素，防治继发感染，并可给予解痉剂及支持治疗。

100. ABCE 亚甲蓝、甲苯胺蓝、硫代硫酸钠、硫堇是治疗高铁红蛋白血症的特效药。

全真模拟试卷（二）答案解析

一、单选题

1. E 呋塞米治疗急性肺水肿的主要机制是脱水降压。呋塞米为高效利尿药、消肿的药物，作用于肾小管髓袢升支粗段的皮质部，阻断钠、钾、氯转运体，静脉注射后能迅速扩张容量血管，减少回心血量，在利尿作用发生之前即可缓解急性肺水肿，使用呋塞米治疗急性肺水肿时的常用剂量为0.5～1.0mg/kg，在使用的同时会伴有副作用建议慎重使用。

2. B 呼吸监测的病人主要包括：①神志不清，生命体征不稳定的患者；②急性呼吸衰竭（如急性呼吸窘迫综合征、急性肺水肿、肺梗塞以及重症肌无力等发生的急性呼衰）；③休克或严重电解质紊乱、酸碱失衡的患者；④心肺复苏后重症复合伤；⑤血气状况进行性恶化的患者。少尿为肾功监测指标不是呼吸监测指标。

3. D 题干信息：患者呼吸深大，诊断为酮症酸中毒，结合酮症酸中毒临床表现，虽然钠、钾等离子大量丢失，但由于失水大于失盐，血液浓缩，故治疗前血钾浓度可正常或偏高。

4. B 窦房结及其邻近组织的病变引起窦房结起搏功能和（或）窦房结传导障碍，从而产生多种心律失常和临床症状。病因有冠心病、风湿性心脏病、高血压心脏病等，可能以窦房结及其邻近组织的特发性纤维化变性最常见。以心率缓慢所致的脑、心、肾等脏器供血不足尤其是脑供血不足症状为主，如心悸、乏力、头晕、近乎晕厥甚至晕厥等症状。合并快速心律失常时称为慢－快综合征。患者有缓慢性心律失常基础，24小时总心率仅为5万余次，最长RR间期为3.2秒，同时伴有快速性心律失常，故考虑为病态窦房结综合征中慢－快型。

5. D 根据血气分析结果，该患者的pH值偏高（正常为7.35～7.45），$PaCO_2$值偏低（正常值为35～45mmHg），而HCO_3^-值在正常范围内（正常值为22～27mmol/L（平均24mmol/L）），这符合呼吸性碱中毒的特征。呼吸性碱中毒的原因是呼吸过度引起CO_2排出过多，导致血液pH值升高。该患者出现的胸闷、呼吸浅促、双手搐搦、手、足和口周麻木等症状也与呼吸性碱中毒相符。其他选项的酸碱平衡失调与该患者的血气分析结果不符。代谢性酸中毒通常伴随着低血pH和低HCO_3^-，代谢性碱中毒则通常伴随着高血pH和高HCO_3^-，而代谢性酸中毒合并呼吸性碱中毒时，$PaCO_2$会升高而非降低。

6. A 抗凝药华法林99%与血浆蛋白结合，当与保泰松合用时，结合型的华法林被置换出来，使血浆内游离药物浓度明显增加，抗凝作用增强，可造成严重的出血，甚至危及生命。

7. D 室性心动过速和室上性心动过速伴差异传导鉴别较难，出现下列心电图表现支持室性心动过速的诊断：①室性融合波；②心室夺获；③室房分离；④全部心前区导联QRS波群主波方向呈同向性。

8. E 患者诊断ARDS明确，经积极治疗后病情无改善，可尝试用俯卧位通气改善患者的氧合状况，有利于防止呼吸机相关性肺损伤的发生。

9. D 低血容量性休克基本机制是循环容量的丢失，各种原因引起的显性和（或）不显性容量丢失而导致的有效循环血量减少、组织灌注不足、细胞代谢紊乱和功能受损的病理生理过程。外源性丢失是指循环容量丢失到体外，如烧伤、创伤，外科大手术的失血、呕吐、腹泻等引起的失液。内源性丢失是指循环容量丢失到循环系统之外，但仍在体内，主要是因为血管通透性增加，如虫蛇毒素及内分泌因素等。

10. C 此题考查 MODS 发生后的各指标变化，以及引发原因等，MODS 大部分由感染引起，故血细菌培养不一定成阳性。

11. A 心肌梗死最特异性的标志物是肌钙蛋白 I（cTnI）或 T（cTnT），它在发病 3 ~ 4 小时后升高，cTnI 在 11 ~ 24 小时达到高峰，7 ~ 10 天降至正常，cTnT 在起病 24 ~ 48 小时达到高峰，10 ~ 14 天降至正常。虽然 cTnT 和 cTnI 出现延迟，但是特异性很高，如果它在症状出现后 6 小时内测定为阴性，可以在 6 小时后应该再次复查。

12. A 高血压危象是指高血压在其发展过程中，在某些诱因的作用下，使血压急剧升高（收缩压高于 220mmHg，舒张压高于 140mmHg），病情急剧恶化，以及因血压急剧升高而引起心、脑、肾等重要靶器官功能严重受损的并发症，无论有无严重症状，即为高血压危象。

13. D 胸部 X 线检查的改变包括中心肺动脉的扩张和周围肺纹理的减少。右下肺动脉最宽处宽度在 16 ~ 20mm 或以上的患者提示肺动脉高压。严重患者可有右心房、右心室的扩大。胸部 X 线检查可帮助排除中、重度的肺部疾病或左心功能异常导致的肺静脉高压，但仍不能排除轻度肺动脉高压或肺静脉梗阻性疾病。此外，肺动脉高压的严重程度与胸部 X 线检查的结果也并不一致。

14. B 呼吸衰竭的病因可分为两类：1. 气体交换器官功能衰竭时大多引起Ⅰ型呼吸衰竭；2. 呼吸泵（通气功能）的衰竭则引起Ⅱ型呼吸衰竭。引起通气功能衰竭的常见病因如下：①呼吸肌疲劳或衰竭：气体阻力增加和肺顺应性降低导致呼吸肌过负荷。②胸廓和胸膜病变：严重气胸，大量胸腔积液，连枷胸，脊柱侧后凸，血胸，上腹部和胸部术后。③神经肌接头病变：重症肌无力，药物阻滞作用。④运动神经病变：脊髓损伤，脊髓灰质炎，吉兰 - 巴雷综合征，肌萎缩侧索硬化。⑤中枢神经系统抑制或功能紊乱：脑血管意外，病毒性脑炎，细菌性脑膜炎，药物中毒，脑水肿，颅脑损伤，中枢性通气功能不足综合征等。因此重症肌无力更多导致Ⅱ型呼吸衰竭而不是Ⅰ型。

15. E 此题考查神经调节辅助通气，当膈肌电活动水平降低时，EADi 降低，即使 NAVA 保持不变，辅助压力也会下降。

16. C 感染性休克治疗：①早期液体复苏，改善微循环；②对所有严重脓毒症患者进行评估，确定是否有可控制的感染源存在，去除病因及感染灶，早期经验性应用抗生素，留取抗生素前留取标本，但不能因为留取标本而延误抗生素的使用；③用天然胶体或晶体复苏；④血管活性药物应用，首选去甲肾上腺素。另外，应用皮质激素可以抑制炎症反应，减少体液因子炎症介质的释放，减轻细胞损害；⑤感染性休克患者可考虑小剂量糖皮质激素应用，当患者不再需要升压药时，建议停用糖皮质激素治疗；⑥血糖控制；⑦待休克控制，循环稳定可尽早营养支持。

17. A 腹主动脉瘤的诊断：根据病史及腹部脐周或中上腹部扪及膨胀性搏动的

肿块，有时有轻压痛，可同时伴有下肢急性或慢性缺血症状，一些患者可以听到腹部血管杂音及震颤等，即可怀疑腹主动脉瘤。进一步行彩色超声检查、CTA 或 MRA 检查，即可确立诊断。CTA 可作为腹主动脉瘤初次明确诊断的手段。

18. D 具有急性胰腺炎的诊断标准并伴有以下 4 项临床表现：①伴有 1 个或 1 个以上器官功能障碍；②伴有胰腺坏死，假性囊肿或胰腺脓肿等局部并发症；③Ranson 评分≥3；④APACHEⅡ 评分≥8。具备胰腺炎的诊断标准并伴有上述临床表现之一即可诊断为重症胰腺炎。

19. A 慢性阻塞性肺疾病急性加重（AECOPD）的最主要诱因为感染，其发病机制为：①炎症反应：当 COPD 患者感染加重时，炎症反应可在此基础上刺激黏液分泌，增加基底膜通透性。②肺通气/换气功能下降：当 AECOPD 的诱因出现时，上述气道和肺部的病理改变可加重，从而引起肺功能的急性下降。

20. D 无创脑血氧饱和度仪的基本原理是利用血红蛋白对可见近红外光有特殊吸收光谱的特性，进行血氧定量和血流动力学监测。时间分辨光谱技术证实脑光谱仪的信号以静脉成分为主，所以，主要测得的是大脑静脉氧饱和度（SvO_2），由于大脑 SvO_2 是反映脑氧供（DO_2）与氧耗的指标，因此，脑血氧仪能反映脑 DO_2 的满意程度，可为临床维持脑氧供需平衡提供重要依据。通常认为低于 55% 应视为异常。脑血氧饱和度仪具有无创、连续、方法简便、灵敏度高的特点，在低血压、脉搏搏动减弱、低温、甚至心搏骤停等情况下使用不受限制。在脑缺氧的诊断上与脑电图相比，反应更迅速而较少受药物影响。

21. A 此题考查 MODS 的分类，根据题意没有明显病灶但是血细菌培养出现肠道细菌，表明病灶在肠道，故为肠源性感染。

22. B 根据题意，该患者瘦弱，左侧胸痛，呼吸困难，极大可能是由于血液循环的主要通道（心脏或大血管）受到机械性梗阻。

23. D 此题考查肝细胞损害导致的肝功能障碍的表现，内毒素的清除障碍并不是肝细胞损伤导致，而是内皮系统功能障碍。

24. C 此题考查张力性气胸的临床特点。张力性气胸由于破裂口呈单向活瓣作用，使胸腔内压力迅速升高为较高正压，抽气后胸腔内压可下降，但不久又迅速复升，胸腔内高压使肺受压，并使纵隔向健侧移位，静脉回心血流受阻，造成呼吸、循环功能障碍，甚至危及生命，必须紧急抽气减压。

25. C 急性肾功能不全即急性肾损伤（AKI），避免 AKI 发生、发展，是改善 AKI 危重患者预后的最有效手段。早期、及时纠正原发病是 AKI 治疗的根本。因此尽可能地避免应用肾毒性药物，如万古霉素、阿米卡星、造影剂和乙酰水杨酸类药物。尤其是那些具有发生 AKI 高危因素的患者，如高龄、糖尿病、充血性心力衰竭和慢性肾病，防止肾进一步损伤。保证肾灌注是预防 AKI 的关键，在进行容量、血流动力学管理时，应该进行实时监测，在保证灌注时要警惕容量过负荷。对于 AKI 患者和具有发生 AKI 高危因素的患者，应该密切监测患者的血流动力学状态，以避免低血压加重肾损伤。

二、多选题

26. ABC 腹股沟疝需急诊手术的是嵌顿疝、绞窄疝，股疝（易嵌顿，嵌顿或绞窄时需急诊手术）、肠管壁疝（嵌顿物为肠管管壁，易引起肠梗阻及坏死，应急诊手术）。滑疝及难复性疝可择期手术治疗。

27. ABDE 正确的心肺复苏术（CPR）技术可减少并发症。在成人患者，即使胸外按压动作得当，也可造成肋骨骨折，但婴儿和儿童，却很少发生肋骨骨折。胸外按压的其他并发症包括：肋骨与胸骨分离、气胸、血胸、心脏破裂、肺挫伤、肝脾撕裂伤和脂肪栓子。按压过程中，手的位置要正确，用力要均匀有力，可减少并发症的发生。

28. ABCDE 多器官功能障碍综合征（MODS）病因：①各种外科感染引起的脓毒症；②严重的创伤、烧伤或大手术致失血、缺水；③各种原因的休克，心跳、呼吸骤停复苏后；④各种原因导致肢体、大面积的组织或器官缺血－再灌注损伤；⑤合并脏器坏死或感染的急腹症；⑥输血、输液、药物或机械通气；⑦患某些疾病的病人更容易发生 MODS，如心脏、肝、肾的慢性疾病，糖尿病，免疫功能低下等。

29. ADE 此题考查社区获得性肺炎（CAP）的基础知识：诊断出 CAP 应该立即应用抗生素治疗，CAP 病原体主要是肺炎链球菌，有 2 项或 2 项以上因素的患者应该立即住院。

30. ABCD 压力控制通气模式的触发切换限制模式包括患者触发，时间触发，压力限制，时间切换四个模式。

31. ABCDE 此题考查主动脉夹层的压迫症状：主动脉夹层压迫腹腔动脉、肠系膜动脉时可引起恶心、呕吐、腹胀、腹泻、黑便等症状；压迫颈交感神经节引起霍纳（Horner）综合征；压迫喉返神经致声音嘶哑；压迫上腔静脉致上腔静脉综合征；压迫肾动脉可有血尿、尿闭及肾缺血后血压增高。

32. BCD 临床和实际研究表明，动脉乳酸水平与机体的氧债多少、低灌注的程度、休克的严重性关系密切，它已成为衡量机体缺氧程度的重要标志之一。在肝功能正常的状况下，血乳酸越高说明组织缺氧越严重。因此，通过检测血乳酸浓度可较好地反映组织的缺氧程度。虽然血乳酸是反映组织缺氧的敏感指标，由于单纯监测某一时刻的血乳酸浓度只能说明此时（可能存在短时间的延迟现象）的组织氧供与氧耗的平衡关系，而不能准确反映机体的状态、疾病的发展情况，尤其是不能准确反映治疗措施对氧供、氧耗的动态影响。所以单次的乳酸测定有许多不足。SvO_2 与 $ScvO_2$ 均是反映机体氧合状况的指标，虽然脓毒症中两者变化趋势相同，其一致度却较差。正常的 $ScvO_2$ 可能与非常低的 SvO_2 并存。另有研究发现 $ScvO_2$ 可导致过高估计 SvO_2。所以在严重脓毒症或感染性休克患者，不能用 $ScvO_2$ 完全替代 SvO_2。应对重症患者实行超正常氧输送的治疗的方法不可取，应结合其他检查，结合临床动态观察，做出正确判断。

33. ABDE 洗胃作为经口引起中毒患者早期有效的一种措施，但并不适用于所有中毒患者，如强酸强碱中毒。进行洗胃时，患者应置头低侧卧位可降低误吸风险，仰卧位时禁止洗胃，特别是活动受限的患者，发生呕吐时常无法快速翻身可致误吸。温自来水作为灌洗液对大多数患者均适合。但 5 岁以下的儿童例外，因容易导致电解质失衡，临床上应使用生理盐水。灌洗液每次用量为 150～300ml，交替从导管灌入然后从胃中放出；每次灌入量超过 300ml 会增加呕吐和误吸的风险。胃内容物要尽量抽净，反复灌洗，直至洗出胃液清晰为止。

34. ACE 三度房室传导阻滞也称为完全性房室传导阻滞。主要有以下的三个特点：①心房与心室活动各自独立，互不相关。②心房率大于心室率。③心室起搏点通常在阻滞部位稍下方，如果位于希氏束及其附近，心室率在40～60次/每分，QRS波群正常，心率较稳定；如果位于室内传导系统的远端，心室率可下降至40次/分钟以下，QRS波群增宽，心室率也常不稳定。

35. ACDE 妊娠期急性脂肪肝（AFLP）又称“产科急性假性黄色肝萎缩”“妊娠特发性脂肪肝”“妊娠期肝脏脂肪变性”等。妊娠期急性脂肪肝是妊娠晚期特有的致命性少见疾病。该病起病急骤，病情变化迅速，可发生在妊娠28～40周，多见于妊娠35周左右的初产妇。妊娠期高血压疾病、双胎和男胎较易发生。临床特点有：①发病初期有急性剧烈上腹痛，淀粉酶增高，似急性胰腺炎。②虽黄疸明显，血清直接胆红素增高，但尿胆红素常阴性。国内报告此种现象也可见于急性重型肝炎。③常于肝功能衰竭出现前有严重出血及肾功能损害、ALT升高，但麝浊常正常。④B型超声检查为脂肪肝波形，以助早期诊断。确诊靠病理检查，病理特点为肝小叶至中带细胞增大，胞浆中充满脂肪空泡，无大块肝细胞坏死。

36. ABCDE 冠状动脉造影：是判断冠状动脉病变的金标准，可观察到冠状动脉精确的解剖结构，冠状动脉粥样硬化的部位与程度。同样可进行左心室造影，了解左心室收缩功能，射血分数和左心室舒张末充盈压。进行冠状动脉造影指征：药物难以控制的心绞痛或休息时也有严重的心绞痛发作；近期心绞痛症状加重；运动试验心电图阳性；双嘧达莫－铊闪烁照相存在可逆性缺损；超声心动图应激试验有异常，提示缺血。通过冠状动脉造影可判断患者是否需做冠状动脉旁路移植术。

37. ADE 肝移植术后器官功能支持：术后早期呼吸机辅助呼吸时间视患者呼吸能力而定，一般手术后12～36h停机，拔除气管插管。肝移植术后呼吸机条件的设定：高水平的PEEP虽可使肺容量增加，但可引起静脉回流受阻及横膈下移，导致心排血量减少和中心静脉压升高。但是，由PEEP引起的肝血流量的减少却无法通过补充血容量恢复体循环血流动力学来纠正，因此，在应用PEEP过程中，应在满足基本氧分压需要的同时尽量降低PEEP值，以减少对心排血量的影响，而最大限度地维持血流动力学稳定，消除对肝血流量的影响。推荐肝移植术后患者宜用4cmH_2O左右的低水平预防性PEEP，以防止肺泡膨胀不全，但不应＞15cmH_2O，以免影响血流动力学，特别是影响肝氧供需平衡。肝移植术后常见血小板减少，血小板在创伤处和移植肝中被消耗，在脾中被清除。PT、APTT如延长至2倍正常值，应予以纠正。严重的持续的凝血功能障碍，通常提示移植肝原发性无功能或原发性移植肝功能不全。所有原位肝移植术后早期患者应常规使用预防应激性溃疡药物。肝移植术后进行营养支持治疗尽量选择肠内营养。

38. ABCD 病原体中以细菌最为多见，占90%以上，其中革兰阴性杆菌50%～70%，包括铜绿假单孢菌、变形杆菌属、不动杆菌属。革兰氏阳性球菌15%～30%，主要为金黄色葡萄球菌。在早发的呼吸机相关肺炎（VAP）中主要是非多重耐药菌，如肺炎链球菌、流感嗜血杆菌、甲氧西林敏感的金黄色葡萄球菌（MSSA）和敏感的肠道革兰阴性杆菌（如大肠杆菌、肺炎克雷伯菌、变形杆菌和黏质沙雷杆菌）。迟发的VAP为多重耐药菌。如产ESBL的肺炎克雷伯菌和鲍曼不动杆菌、耐药肠道细菌属、嗜麦芽窄食单胞菌、耐甲氧西林金黄色葡萄球菌（MRSA）等。

39. ABCDE ①解热镇痛药：作用机理主要是通过抑制体内的前列腺素的合成来实现的，前列腺素的前体是花生四烯酸，而花生四烯酸通过环氧化酶与5-脂氧酶途径合成前列腺素。解热镇痛药的作用机理就是阻断这一合成过程，从而减少前列腺素的合成，进而到达镇痛的效果。②麻醉性镇痛药：镇痛作用机制与吗啡相似，为阿片受体激动药，作用机理是当其与某神经元上的阿片受体结合后，抑制 Ca^{2+} 内流、促进 K^{+} 外流，导致突触小泡无法与突触前膜接触释放神经递质来阻止痛觉冲动的传递，从而缓解疼痛。③非阿片类中枢性镇痛药：曲马朵系消旋体，其（+）对映体作用于阿片受体，其（-）对映体则抑制神经元突触对去甲肾上腺素的再摄取，并增加神经元外5-羟色胺的浓度，从而影响痛觉传递而产生镇痛作用。④非甾体类抗炎镇痛药：作用机制是通过非选择性、竞争性抑制前列腺素合成过程中的关键酶达到镇痛效果。⑤镇静催眠抗焦虑药：通过与中枢神经系统下丘脑内GABA受体的相互作用，可增强GABA介导的 Cl^{-} 内流，引起神经细胞的超极化，产生剂量相关的催眠、镇静、抗焦虑和顺行性遗忘作用。

40. ABCE 气道压力释放通气需要设置参数包括高持续正压通气水平，低持续正压通气水平，气道压力释放频率，释放时间等。

41. ABDE ①一氧化氮（NO）吸入常用于先天性心脏病患儿术后以降低肺血管阻力、预防或治疗肺动脉高压危象、改善氧合和增加心排血量，从而缩短机械通气时间。②2000年美国食品和药品管理局批准NO用于足月或近足月（>妊娠34周）低氧性呼吸衰竭新生儿。③还应用于ALI和ARDS。对小儿和成年人ALI和ARDS的荟萃分析结果显示，NO仅在治疗开始的24h改善氧合，不降低病死率，不减少停用呼吸机时间或机械通气时间，增加肾衰竭的风险，不增加出血事件。其原因可能为改善氧合并不提示改善肺功能、减少肺损伤、去除ARDS病因或逆转合并的多器官功能衰竭。因此，NO不推荐用于小儿或成年人急性低氧性呼吸衰竭。④NO吸入可迅速改善新生儿持续性肺动脉高压的氧合，降低病死率，降低了对ECMO的需要。⑤荟萃分析结果显示，NO不降低早产儿的病死率或BPD的发生率，NO起始剂量>5ppm比≤5ppm可能降低病死率或BPD的发生率，但是纳入的各项研究设计存在不同，需要进一步分析实际情况。因此，NO不常规用于早产儿呼吸衰竭。

42. ABC 冠心病再灌注治疗主要有三种方法：介入疗法、溶栓治疗、冠状动脉搭桥手术（CABG）。①介入疗法：介入治疗的基本原理是将球囊导管通过血管穿刺置入狭窄的血管内，在体外将球囊加压膨胀，撑开狭窄的血管壁，使病变血管恢复畅通。这一技术应用于人体冠状动脉，可保证冠状动脉的通畅，增加了心肌的血供，降低心肌梗塞等引起的病死率。②溶栓治疗：是通过静脉滴注溶栓药物，使血栓溶解，达到梗死相关血管再通的目的。此方法主要适用于起病12小时内，费用低于介入治疗，但血管再通率稍低，存在一定的出血危险。③冠状动脉搭桥手术（CABG）：CABG的主要原理是使用自身血管（乳内动脉、桡动脉、胃网膜右动脉、大隐静脉）在主动脉和病变的冠状动脉建立旁路（“桥”），使主动脉内的血液跨过血管狭窄的部位直接灌注到狭窄远端，从而恢复心肌的血液供应。

43. ABCE 主动脉夹层是指各种原因造成的主动脉壁内膜损伤，中层弹力纤维与平滑肌变性，在血流动力学变化影响下出现裂缝，强力的血液冲击局部撕裂的内膜而进入主动脉中膜，致使中膜沿主动脉长轴方向分离并扩展，循环中的血流进入主动脉壁间而形成双腔主动脉的两层分离状态。其患者多数合并有高血压，其他致病因素包括马方综合征、主动脉瓣狭窄、主动脉缩窄、二尖瓣狭窄、动脉粥样硬化、Ehler－Danlos 综合征、吸食可卡因、妊娠、医源性等。

44. ABCDE 胸主动脉瘤的病因包括：①动脉粥样硬化，主动脉壁胆固醇和脂质浸润沉积形成粥样硬化，主动脉受到破坏逐渐膨出形成主动脉瘤。②主动脉壁中层囊性坏死，弹性纤维消失，可能为先天性病变，多见于青年人。③创伤性动脉瘤，主动脉壁内膜和中层破裂，但外层仍保持完整，可以形成假性动脉瘤。④细菌性感染，常继发在感染性心内膜炎的基础上，局部形成动脉瘤大多呈囊性。⑤梅毒，主动脉壁弹性纤维被梅毒螺旋体破坏形成主动脉瘤，多见于升主动脉和主动脉弓分型。

45. ABCDE 血行性感染的治疗措施有：1. 液体复苏及脏器功能支持包括：①严重感染常有血管扩张和毛细血管渗漏，因而血容量下降，必须随时给予纠正。②如果足量的液体复苏不能恢复患者的有效的血流动力学功能时，就有必要使用血管活性药物、血管加压药物或影响心肌收缩力的药物。③酌情给予输血浆、人血白蛋白等支持疗法纠正低蛋白血症。④给予适量营养及维生素，保持水、电解质及酸碱平衡。⑤加强护理，注意口腔卫生，防止真菌性口腔炎、继发性肺炎，压疮等。⑥密切监测血压、尿量、心肺等脏器功能，所有血行感染患者都应给予吸氧并进行持续的血氧饱和度监测。2. 抗菌药物：早期有效的抗生素治疗和原发病的控制是血行感染治疗的基础，使用策略就是最大限度地发挥抗生素的有效性；进行患者病情的分级；限制抗生素使用的级别；定期更换抗生素；联合抗生素治疗，轮换抗生素治疗；控制感染的时间。3. 感染灶控制：对感染灶进行评估，以控制感染的源头。4. 生物反应调整疗法：感染的机体反应以免疫反应为中心，受病原体及其产物的刺激所产生的细胞因子或化学介质作用于靶细胞发生炎症反应等一系列生物学反应。其中失控的 SIRS 将构成生命威胁，因而有必要调整或修饰有害生物学反应。5. 其他辅助治疗：①重组人活化蛋白 C。②血糖控制。③糖皮质激素的应用。④肾替代治疗。

三、共用题干单选题

46. E 治疗室颤最有效的方法是电击除颤，早期电除颤是“生存链”各环节中可能提高生存率的有效手段，对提高院前心搏骤停患者的生存机会起到关键作用。室颤后每延迟电除颤 1 分钟，其死亡率会增加 7% ~10% 。患者室颤心律应立即给予双相非同步波电除颤 200J。

47. C 胺碘酮是作用于心肌细胞膜的抗心律失常药物，通过对钠、钾和钙等离子通道的影响发挥作用。胺碘酮应用于 3 次电击后仍持续心室颤动（VF）的患者，可提高存活入院率。用于人类或动物 VF（或）血流动力学不稳定的室性心动过速（VT）时，可能改善对电击除颤的反应。因此，胺碘酮可用于对 CPR、电击除颤和缩血管药等治疗无反应的 VF/无脉搏 VT 患者，初始剂量为300mg，用5%葡萄糖溶液稀释至 20ml 静脉或骨髓腔内注射，随后可追加 150mg。

48. A 对心肌梗死患者，溶栓治疗具有快速、简便、经济、易操作的特点，特别当因各种原因使就诊至血管开通时间延长致获益降低时，静脉溶栓仍然是较好的选择。

49. D 患者因头痛、呕吐就诊，发病时血压较高，查体可见颈项强直及脑膜刺激征阳性，颅内压增高明显，考虑颅内出血可能性较大，故首选头颅 CT。

50. C 蛛网膜下腔出血的头颅 CT 表现为基底池弥散性高密度影，严重时血液可延伸到外侧裂、前、后纵裂池、脑室系统或大脑凸面。

51. E 蛛网膜下腔出血的病因很多：①颅内动脉瘤，最常见，占 50% ~85%；②脑血管畸形，主要是动静脉畸形，占 2%；③脑底异常血管网病（Moyamoya 病），占 1%；④其他：夹层动脉瘤、血管炎、凝血功能障碍、颅脑外伤，颅内肿瘤等。

52. C 正常混合静脉血氧饱和度（SvO_2）为 0.73 ~0.85，本例已明显降低。

53. B 导管在心房或心室向前推进 15cm 以上仍无压力波形改变时，需考虑导管打圈或缠绕，应缓慢撤回导管后再前进。若多次不能进入，可退回导管，用冰生理盐水冲洗导管，增加导管硬度后再进入。

54. C 对于临床上危重患者来说，适当的氧输送 DO_2 是相当重要的，DO_2 =[PaO_2 × 0.003 +（Hb g/dL × SaO_2 × 1.34ml/g）] × COL/min × 10dl/L，其中 0.003 是氧的溶解系数，1.34 是 1g 完全饱和的血红蛋白可携带的氧气体积，最后乘以 10 可以将单位变为ml/min。就此患者而言，增加 PaO_2 对 DO_2 影响不大，因为它还要乘以 0.003，如果增加 Hb 至 10，则 DO_2 会增加，但增加 CO 时 DO_2 增加更明显，所以增加 CO 对此患者来说益处最大，而只有多巴酚丁胺可以增加 CO。

55. E 肺部感染的诊断依据：①新近出现的咳嗽、咳痰，或原有呼吸道疾病症状加重，并出现脓性痰，伴有或不伴有胸痛；②发热；③白细胞大于 10×10^9/L 或小于 4×10^9/L；④胸部 X 线检查示片状、斑片状浸润影或间质性改变，伴有或不伴有胸腔积液；⑤肺实变体征或（和）湿性啰音。该病例老年男性，以“胸闷、喘息加重并发热 3 天”来诊，发热，伴有肺部哮鸣音及粗湿啰音，血白细胞 12.5×10^9/L，中性粒细胞 0.83，应首选考虑肺部感染。

56. D 根据患者病史、查体及辅助检查，首先考虑诊断为肺部感染，留取痰培养明确病原菌，最有助于明确诊断，同时根据病原菌及药敏可指导下一步抗感染治疗方案。心电图、肺动脉造影（CTPA）和肺功能检查可用于鉴别诊断，胸部 X 线片可明确有无肺部感染及感染部位，可靠性不如痰培养。

57. C 抗感染治疗是肺炎治疗的关键环节，包括经验性治疗和抗病原体治疗。经验性治疗的一线用药为 β－内酰胺类加上阿奇霉素或喹诺酮类。β－内酰胺类药物主要包括青霉素类，头孢菌素类，头霉素类，单环类 β－内酰胺类药物、碳青霉烯类抗生素等等，因此选用头孢他啶 + 阿奇霉素。

58. B 患者肺部感染，血气分析：氧合指数（PaO_2/FiO_2）进行性下降，甚至低于 200mmHg，表现为Ⅱ型呼吸衰竭，应给予低流量吸氧，一般吸氧浓度不超过 30%；若吸氧效果不佳，应积极给予呼吸机支持呼吸改善呼吸衰竭；抗生素应尽可量选窄谱抗生素，避免应用广谱抗生素产生的细菌耐药；患者心率快，给予 β 受体激动剂会进一步使心率更快；肺部感染目前不主张早期足量激素治疗，不适合应用激素，不利于感染控制。

59. D 外科患者营养状况的评价指标

中，近期体重下降程度和血浆白蛋白水平最简单而实用。

60. D 创伤、手术等应激状态下分解代谢旺盛。脂肪、蛋白分解增加，但机体对糖的利用率下降，容易出现高血糖、糖尿，负氮平衡。

61. C 女性尿急、尿频、尿痛症状；尿白细胞增多，怀疑为尿路感染；该患者急性起病，有明显寒战、高热等全身症状，急性肾盂肾炎可能性最大。膀胱炎一般无明显的全身感染症状。

62. C 急性肾盂肾炎常见的感染菌是大肠埃希菌。

63. C ①轻型急性肾盂肾炎：经单剂或3天疗法治疗失败的尿路感染，或有轻度发热和（或）肋脊角叩痛的肾盂肾炎，宜口服有效抗菌药物14天疗程。②较严重的急性肾盂肾炎：体温＞38.5℃，血白细胞升高等全身感染中毒症状较明显者，宜静脉输注抗菌药物。静脉用药至患者退热72小时后，可改用口服有效的抗菌药物，完成2周疗程。③重症急性肾盂肾炎：在未能获得致病的药物敏感试验结果之前，可选用抗菌药物联合治疗。患者退热72小时后，可改用口服有效的抗菌药物，完成2周疗程。

64. B 患者考虑为全胃切除术后吻合口瘘，因此，需选用胃肠外途径进行营养支持，因没有腹膜炎体征不考虑急诊手术。

65. C 在不考虑其他因素的情况下如按25～35kcal/(kg·d) 计算热量，每天应给予1500～2100kcal，因患者发热38℃，需增加5%～8%的热卡。

四、案例分析题

66. BCDE 急性消化道出血诊断时应注意以下方面的内容有：1. 出血部位的初步判断：①根据有无呕血；②胃管引流液；③确诊主要依靠内镜检查；2. 出血量估计：根据呕血和黑粪的量，包括胃内血液经胃管等引流出的量，对判定出血量有一定的作用；3. 对出血是否停止的判定：①反复呕吐或频繁排黑粪；②排便间隔时间延长，黑粪由稀转干；4. 病因诊断方法：①内镜检查是急性上消化道出血的首要诊断工具，尤其是在血流动力学不稳定的时候；②腹部血管造影，通常用于原因不明的反复消化道出血，或活动性出血且出血量大；③放射性核素扫描，通过核素^{99m}Tc标记红细胞扫描方法，可观察到血管内有放射性核素标记的血液渗至血管外，出血速度仅0.5ml/min即能诊断。

67. BDF 上消化道出血是指屈氏韧带以上的食管胃十二指肠和胰胆等病变引起的出血，出血量在数小时内达1000mL并伴有急性周围循环衰竭为大量出血。咖啡渣样液是血液经胃酸作用后形成正铁血红素所致；黑便出现一般说明每日出血量在50～70ml以上；胃内积血达250～300ml可引起呕血。一次出血量不超过400ml时常由机体的组织液和脾血补充，并不出现全身症状；出血早期血压、血红蛋白可正常；生命体征稳定的患者可在发生出血48小时内做急诊胃镜检查，提高病灶检出率。

68. D 对于血压等生命体征不稳定的患者，急救时首先应采取的措施是快速输液、补充血容量，必要时输血，以尽快恢复生命体征稳定。

69. D 部分消化道出血患者可无呕血、黑便等症状出现，对于患者如出现血压下降、心率增快、头晕、出冷汗、乏力等症状对应警惕消化道再次出血的可能，结合血尿素氮升高可以判定。

70. ACEF 插管前应检查气囊有无漏气和充气后有无偏移，通向气囊和胃腔的管道是否通畅；胃囊注入空气250～300ml，囊内压力2.67～5.34kPa；食管囊内注入空气100～200ml，囊内压力4.67～6kPa；以0.5kg重沙袋（或盐水瓶）通过滑车固定于床头架上牵引；压迫24小时后宜放气减压。

71. ABCDE 患者反复发热、咳嗽、咳痰、呼吸困难都符合慢性阻塞性肺疾病急性加重、心源性哮喘、重症哮喘、急性肺栓塞、支气管肺炎的临床表现，且患者有明显的三凹征或胸腹矛盾呼吸，双肺广泛的哮鸣音，是重症哮喘典型的临床表现。

72. ABCDF 曲尼司特为抗变态反应药物，稳定肥大细胞和嗜酸性粒细胞的细胞膜。阻止脱颗粒，从而抑制组胺等过敏物质的释放。①沙丁胺醇是一种β_2受体激动剂，对气道平滑肌β_2受体有较高的选择性，使支气管平滑肌松弛，从而解除支气管平滑肌痉挛。②非诺特罗为强效选择性β_2受体兴奋剂，支气管扩张作用强，对心脏的作用较小，且作用时间持久；③吸入型抗胆碱药物多作为哮喘治疗的辅助用药，对夜间哮喘发作有一定的预防作用。代表产品有异丙托溴铵、噻托溴铵，后者作用时间可维持24小时；④糖皮质激素的使用原则是早期、足量、短程、静脉用药或（和）雾化吸入。全身治疗的建议剂量为琥珀酸氢化可的松；⑤茶碱类药物是一类非选择性磷酸二酯酶抑制剂，不仅有扩张支气管的作用，还具有弱的免疫调节和抗炎作用，可减轻持续性哮喘症状的严重程度，减少发作频率。

73. D 扎鲁司特是一个白三烯受体拮抗类药物，适应证是哮喘的预防和长期治疗。

74. ABCDEF 该患者胸痛伴呼吸困难，不明原因血胸。需全面检查，胸腔积液常规及生化检查患者前一个月刚留取胸水有相关检查，此次还未明确有无胸腔积液，可暂不查。心电图、超声心动图有助于心脏功能的检查，血常规、胸部X线片、动脉血气分析可帮助肺部感染情况的检查，肺动脉造影（CTPA）可明确肺动脉情况。

75. CDEF 根据辅助查诊断左下肺动静脉瘘，介入封堵肺动静脉畸形是主要治疗；DEF选项是围手术期的一般治疗；A选项对动静脉瘘无效；B选项目前胸腔积液少暂时无指征。

76. A 根据病情，患者肺动脉高压诊断明确，具体病因既往无血管炎、左心疾病、发育不良，慢性肺血栓栓塞病史；患者既往手上有血管瘤符合遗传性出血性毛细血管扩张症相关性肺动脉高压诊断。

77. ABCDEFG 患者诊断为原发肺动脉高压，动静脉瘘封堵后引起心功能不全，ABCD选项针对心功能不全的治疗；EFG选项是针对慢性肺动脉高压的治疗；阿魏酸钠主要用于缺血性心脑血管病的治疗；前列地尔主要用于脑血管痉挛性疾病。

78. ABDEF 根据题意，患者出现黑便，肝炎肝硬化的既往史，排出暗红色血便，贫血貌等，有可能患有肝炎后肝硬化失代偿期；黑便是上消化道出血最具特征性的表现；患者排暗红色血便4次，量约1600ml，入院后检查有贫血貌，考虑失血性贫血；继发性血小板减少症是继发于其他疾病引起的血小板减少，由题干可知，患者血小板计数为血小板（PLT）50×10^9，明显比正常值低，因此考虑为继发性血小板减少症；电解质紊乱是指血液中的钾、钠、氯、钙等电解质过高或者过低而出现电解质异常现象，而患者的血钠值低于135mmol/L，因此考虑电解质紊乱。

79. BE 根据患者实验室检查：血小板减少、凝血因子减少，符合弥散性血管内凝血DIC及微血管损伤。

80. ABCDF 凝血酶原时间延长，主要是反映外源性凝血因子和共同途径凝血因子缺乏，可见于以下几种情况：①凝血因子缺乏：可以造成 PT 结果延长，即凝血酶原时间结果延长。②先天性凝血因子缺乏：在内源性和共同途径中，某一凝血因子先天缺乏可造成凝血酶原时间延长，主要见于因子Ⅱ、Ⅴ、Ⅶ、Ⅹ缺乏。③血液中存在抗凝物质：比如红斑狼疮。④DIC 晚期。⑤维生素 K 缺乏症，导致维生素 K 依赖的凝血因子Ⅱ、Ⅶ、Ⅹ合成减少。⑥无纤维蛋白原血症。⑦胆汁淤积性黄疸。口服避孕药的凝血酶原时间是缩短的。

81. CE 该患者此无纤溶抗进性出血，氨甲苯酸等抗纤溶药物不恰当；6－氨基己酸可降低纤溶，目前使用可加重微循环血栓；故不合理。

82. CE 患者为老年女性，平时有劳力性胸闷、胸痛病史，本次加重，入院查心肌酶谱升高，心电图提示广泛前壁心肌梗死，诊断明确。本次端坐呼吸，双肺广泛干湿啰音，存在心功能不全。急性心肌炎多见于年轻人，有明确感染史。

83. ABCDF 患者为急性心肌梗死，住院期间应服用抗血小板聚集、调脂、扩张冠状动脉、改善心室重构等药物，比如：阿司匹林、氯吡格雷、阿托伐他汀钙、单硝酸异山梨酯缓释片等。用奥美拉唑通过抑酸保护胃。美托洛尔为 β 受体拮抗剂，患者心功能不稳定，双肺可闻及干湿啰音，不可过早使用。

84. BDEF 心室颤动、无脉性室性心动过速、无脉电活动、心室静止为心搏骤停的四大心电图表现。

85. ABCDE 开通气道、人工呼吸、胸外按压、电除颤都是心肺复苏的手段，及时建立静脉通路有利于快速输液抢救患者。

86. D 根据题干可知，患者以神经系统症状和全身黄染为特点，故诊断应高度怀疑急性肝衰竭可能。

87. AC 根据病史资料，该患者应高度怀疑急性肝衰竭，故肝功能、肝炎免疫、凝血功能、头部 CT、腹部 CT 或 B 超、脑电图等是常用的检查项目，其中肝功能和凝血功能检测对判断患者病情轻重比其他项目更有重要意义。

88. B 根据患者病史，短期内出现突发全身黄染伴意识障碍，且血清肝功能检查明显异常，肝功能损害严重，故诊断考虑急性肝衰竭，其发病机制是肝细胞急剧坏死的同时肝细胞再生能力不足以进行代偿。

89. ACDF 肝性脑病其症状包括意识混乱、定向力障碍、协调能力降低，甚至昏迷。题干提示患者症状符合肝性脑病。①肝性脑病时血氨值升高，宜用谷氨酸钠治疗。②祛除诱因，如严重感染、出血及电解质紊乱等，限制蛋白质饮食，应用乳果糖或拉克替醇口服或高位灌肠，可酸化肠道，促进氨的排出，减少肠源性毒素吸收。保持大便通畅并给予新霉素抑制大肠杆菌生长，可减少氨的产生与吸收。③视患者的电解质和酸碱平衡情况酌情选择精氨酸、鸟氨酸、门冬氨酸等降氨药物，宜使用短链氨基酸制剂。肝性脑病时需要偏酸性液体灌肠，而肥皂水是偏碱性的，肝性脑病忌用镇静类药物。

90. ABCDF 根据临床表现的严重程度，肝衰竭可分早、中、晚期。如出现以下三条之一者为晚期：①有难治性的并发症，如肝肾综合征、上消化道大出血、严重感染和难以纠正的电解质紊乱等；②3度以上肝性脑病；③严重出血倾向，凝血酶原活动度≤20%。

91. ABCDEFGHI 该患者病史具有以下特点：①糖尿病史，口服降糖药，呼吸深大，有烂苹果气味，诊断中考虑“糖尿病，糖尿病酮症酸中毒”，因此应当测血糖、血酮体。②患者有高血压病史，此次发病血压虽正常，但仍较前明显降低，且心率较快，考虑存在休克，因此应当测心电图、血气分析。③昏迷后导致右下肢受压、肿胀，考虑合并横纹肌溶解症，因此应当测肌红蛋白、CK/CK-MB，肌酶水平测定肌酸激酶水平测定是横纹肌溶解症最重要的检查。④双肺存在少量湿啰音，可能存在肺部感染，因此应当检测血常规、尿常规、便常规，以及拍胸片。⑤既往有高血压、糖尿病等，可能合并心、肾、脑等靶器官损害，因此应当测电解质、肝、肾功能。题干需注意问题中的“首先”，在患者处于休克状态的时候，检查宜选重点的，方便床旁进行的并且可以迅速得到结果的。此外，对于有高血压、糖尿病病史的昏迷病人早期宜行头颅 CT 检查。

92. ABFHI 根据病史、体征和血酮体结果可诊断 2 型糖尿病、糖尿病酮症酸中毒；结合患者肺部体征和白细胞升高，可考虑右下肺炎，患者右下肢肿胀，CK、肌红蛋白明显升高，可考虑横纹肌溶解症；另根据电解质结果可诊断低钠血症。对于糖尿病高渗性昏迷选项，常见于 1 型糖尿病，通常血钠明显升高，血酮体可为阳性或正常；患者无神经系统定位体征，头颅 CT 检查阴性；根据血糖结果也可以排除低血糖昏迷。

93. ABCFG 酮症酸中毒患者由于大量体液丢失，引起休克，故将 0.9% 氯化钠 1000～2000ml 于 2 小时内快速静脉滴注，同时需使用胰岛素降低血糖，胰岛素可采用静脉滴注胰岛素 20U，然后按 0.1U/（kg·小时）静脉注入。发生 DKA 时，由于机体组织大量破坏，体内钾离子随大量尿液而丢失，造成总体缺钾，特别是应用胰岛素后，血钾迅速转入细胞内，致使血钾下降，因此需及时补钾。第 1 个 24 小时内可按 3～6mmol/kg 给予，浓度为 40mmol/L。能进食后，改为每日口服氯化钾 1～3g/d，持续 5～7 天。患者 pH 7.30，无需纠正酸中毒，但由于其存在横纹肌溶解，故需使用碳酸氢钠来碱化尿液，防止肌红蛋白堵塞肾小管。患者处于休克状态，不宜使用呋塞米和甘露醇等脱水利尿药物，以免加重休克，肺部感染是患者出现 DKA 的诱因，故需抗感染治疗，而针对社区获得性肺部感染，患者目前感染不很严重，可使用二代头孢即可。由于患者血糖较高，早期治疗中不宜使用。

94. ABCDEHI DKA 患者在治疗过程中由于血糖下降，细胞外液中钾离子向细胞内转移，引起低钾血症，在补充氯化钠的过程中由于渗透性利尿，引起体液浓缩，在后期易出现高钠血症，故需监测电解质。患者右下肢由于昏迷过程中受压引起横纹肌溶解，在小腿处易导致股筋膜综合征，引起右下肢缺血坏死，故需密切观察右下肢肿胀情况及足背动脉波动。糖尿病患者存在动脉粥样硬化，在发生 DKA 过程中由于体液丢失，血液浓缩造成休克，易引起脑梗死，故需密切观察神志、瞳孔变化情况。患者血肌酐升高，表明存在肾功能损害，横纹肌溶解易在原有损害基础上进一步打击造成急性肾衰竭，尿量不只是评价肾功能的重要指标，还可以评价抗休克效果，且保持足够的尿量有利于肌红蛋白排除，防止其堵塞肾小管。每 1～2 小时复查血糖，根据血糖下降情况，调整胰岛素用量，酮体也是治疗的重要监测指标。而血气分析和复查胸片非急需，为无效选项。

95. ABCDH 患者经治疗后，血糖明显下降，血压升高，但患者心率仍较快，需继续补液。由于患者血钠升高，故暂不宜补生理盐水，以葡萄糖为主，可结合经胃管补充温开水，为预防血糖下降过快引起渗透压下降过快，导致脑水肿，同时需避免引起低血糖，可将5%葡萄糖1000ml + 胰岛素16U静脉滴注，另外为避免脑水肿已经减轻右下肢水肿，避免横纹肌溶解引起急性肾衰竭，可使用白蛋白和甘露醇静脉滴注，减轻水肿。患者尿量充足，无需使用呋塞米，以免加重血容量不足，右下肢肿胀出现水泡，但足背动脉搏动正常，暂无需行股筋膜切开术。为预防右下肢感染，可使用高效碘湿敷。

96. ADF 根据患者病史，诊断COPD及冠心病明确，胃溃疡大出血术后出现呼吸困难伴发热，血气分析示低氧血症，胸片示双肺纹理增粗，普遍模糊，考虑并发肺部感染可能；大出血术中需输血、输液，大量输血、输液可能会诱发急性左心衰竭或ARDS，有条件需行血流动力学监测指导治疗。患者心电图未见异常，故急性心肌梗死依据不足；D－二聚体不高，一般可排除肺栓塞；胸片示双肺纹理增粗，普遍模糊，不考虑肺不张。

97. DF 急性左侧心力衰竭时急性发作或加重的左心功能异常导致心肌收缩力明显降低、心脏负荷加重，造成急性心排血量骤降、肺循环压力突然升高、周围循环阻力增加，引起肺循环充血而出现急性肺淤血、肺水肿并可伴组织器官灌注不足和心源性休克的临床综合征。肺动脉楔压、中心静脉压（CVP）更能准确反映心脏前负荷的指标。

98. ABCDF ARDS诊断主要依据为：以往无心肺疾患史，有引起ARDS的基础疾病（危险因素），经过一段潜伏期（多为5小时～7天）后，出现急性进行性呼吸窘迫，低氧血症，常规给氧方法不能缓解；X线胸片早期可无明显变化或只表现纹理增粗，常迅速出现双侧弥漫性润性阴影；动脉血气分析显示明显的低氧血症，一般以氧合指数作为评价的主要指标，$PaO_2/FiO_2 \leq 200mmHg$ 为ARDS，$PaO_2/FiO_2 \leq 300mmHg$ 为急性肺损伤。患者既往有心肺疾病，故诊断ARDS需排除左心衰竭，如 $PAWP \geq 18mmHg$ 需考虑合并左心衰竭。ARDS的典型症状为在起病6～72h迅速出现的呼吸困难，并进行性加重。后期多伴有肺部感染，表现为发热、畏寒等症状。

99. DE 根据床旁胸片所见，可能并发肺炎肺部感染、胸腔积液或肺不张，需进一步行B超或CT等检查明确。肺泡出血往往为弥漫性；肺栓塞为肺血管病变，如合并肺梗死，可出现楔形阴影。

100. A 患者表现为端坐呼吸、双肺底水泡音伴广泛哮鸣音，咳泡沫样痰，为典型的急性左心衰竭表现。

全真模拟试卷（三）答案解析

一、单选题

1. B 患者为多发肋骨骨折、肺挫伤合并ARDS，由于肺内液体渗出、肺泡水肿、透明膜形成等因素，故胸肺顺应性下降。

2. E 多数发病急骤，多发生于注射、口服、吸入及体表接触过敏原5min内，少数患者症状起于30min甚至数小时以后。患者出现呼吸困难、发绀、发热等临床表现均符合过敏性休克。自身免疫病不属于过敏性休克疾病。

3. A 题干信息提示患者诊断休克，急性肾功能损伤。早期目标靶向治疗（EGDT）对于休克患者，应及早开始液体复苏，复苏的最初6h目标包括中心静脉压（CVP）8～12mmHg；平均动脉压≥65mmHg；尿量≥0.5ml/（kg·h）；$ScvO_2$≥70%或SvO_2≥65%。

4. A 在脑膜炎患者，血脑屏障对青霉素的通透性增高，使青霉素在脑脊液中达到有效治疗浓度，而青霉素对健康人即使注射大剂量也难以进入脑脊液。

5. E 心脏收缩功能一般主要由以下4个因素决定：前负荷、后负荷、心肌收缩力、心率。

6. B 持续机械通气超过3周仍不能顺利脱机，通常被定义为延长通气，除非有明确的不可逆疾病的证据（例如，高位脊髓损伤或晚期的肌萎缩性脊髓侧索硬化），3个月的试图脱机努力失败，称为长期机械通气。

7. C 休克患者产生的代谢性酸中毒主要原因是组织器官灌注不足，产生无氧代谢，乳酸产物增多而引起，因此在治疗休克引起的代谢性酸中毒时，根本措施是改善组织灌注，并适时适量的给予碱性药物。

8. C 主动脉夹层发生率与高血压病密切相关。高血压病人一旦发生主动脉夹层，急性期应在不影响心、脑、肾等重要脏器灌注的情况下，尽可能迅速而有效地降低动脉血压，收缩压应控制在90～100mmHg（1mmHg＝0.133kPa）之间，心率在60～70次/min之间。标准降压治疗方案为血管扩张剂硝普钠或硝酸甘油与β受体拮抗剂的联合应用。

9. A 重症急性胰腺炎的发病机制：①胰腺自身消化学说；②细胞凋亡学说；③炎症反应学说；④胰腺微循环障碍；⑤胰腺腺泡内钙超载学说；⑥高脂血症。

10. B 临床表现为：慢性肾上腺皮质功能减退者常发病隐匿，临床表现常呈非典型性，如面色苍白、怕冷、低体温、消瘦乏力；性器官萎缩、腋毛阴毛脱落、性欲减退和闭经，以及低血糖、电解质紊乱等代谢异常。促性腺激素、生长激素（GH）、泌乳素（PRL）缺乏为最早表现，促甲状腺激素（TSH）缺乏次之，ACTH缺乏症状一般较后出现。危象的发生可在应激后数小时和数天不等。

11. A 乳果糖在结肠中被消化道菌丛转化成低分子量有机酸，导致肠道内pH值下降，并通过渗透作用增加结肠内容量。上述作用刺激结肠蠕动，保持大便通畅，缓解便秘，同时恢复结肠的生理节律。在肝性脑病（PSE）、肝昏迷和昏迷前期，上述作用促进肠道嗜酸菌（如乳酸杆菌）的生长，抑制蛋白分解菌；促进肠内容物的酸化从而使氨转变为离子状态；降低结肠 pH 值并发挥渗透效应导泻；刺激细菌利用氨进行蛋白合成，改善氮代谢。

12. C 应用气道压力释放通气时，分钟通气量较不稳定。当自主呼吸较快时，压力释放的频率需要精细的调整以避免人机不协调，增加呼吸做功。阻塞性肺疾病患者，出现肺过度充气易于导致气压伤，所以，慢性阻塞性肺疾病患者是气道压力释放通气的相对禁忌证。

13. C 急性冠状动脉综合征是指因冠状动脉血流突然受阻而发生的急性心肌缺血发作的现象，包括不稳定型心绞痛、急性非 ST 段抬高型心肌梗死、急性 ST 段抬高型心肌梗死。心肌梗死分为 3 型包括 1 型：由原发冠状动脉事件（如斑块侵蚀/破裂、裂隙或夹层）引起的与缺血相关的自发性心肌梗死。2 型：继发于氧耗增加或氧供减少（如冠状动脉痉挛、冠状动脉栓塞、贫血、心律失常、高血压或低血压）导致缺血的心肌梗死。3 型：突发心源性猝死（包括心脏停搏），通常伴有心肌缺血的症状。

14. C 高血压危象是指高血压在其发展过程中，在某些诱因的作用下，使血压急剧升高（收缩压高于 220mmHg，舒张压高于 140mmHg），病情急剧恶化，以及因血压急剧升高而引起心、脑、肾等重要靶器官功能严重受损的并发症，无论有无严重症状，即为高血压危象。

15. B 急性呼吸窘迫综合征（ARDS）是在严重感染、休克、创伤及烧伤等非心源性疾病过程中，肺毛细血管内皮细胞和肺泡上皮细胞损伤造成弥漫性肺间质及肺泡水肿，导致的急性低氧性呼吸功能不全或衰竭。

16. E 重症急性胰腺炎（SAP）的治疗原则为：①液体复苏：由于血管内液体大量丢失至第 3 间隙，加上呕吐、禁食等因素，往往存在循环内血容量的显著降低。积极的静脉液体补充对于纠正低血容量至关重要。低血容量可累及胰腺微循环，也是坏死性胰腺炎发生的主要原因。重症急性胰腺炎早期液体复苏应将红细胞压积（Hct）下降作为重要的治疗目标。②病因治疗：尽快明确病因，设法去除病因。③胰腺休息疗法：如禁食、胃肠减压、抑酸和抑制胰酶分泌及胰蛋白酶抑制治疗。④营养支持：SAP 早期的代谢特点主要表现为，静息能耗（REE）增加（可达 1.5 倍），出现高分解代谢，患者很快出现严重负氮平衡和低蛋白血症。肠内营养能维护肠道结构和肠黏膜屏障的完整性，从而有助于降低感染性并发症发生率、缩短住院时间及降低病死率。因此，早期经空肠途径的肠内营养是最佳的营养途径。⑤早期手术治疗：SAP 早期一般不主张手术治疗，手术指征包括，SAP 同时存在肠系膜梗死和坏疽性胆囊炎；弥漫性腹膜炎诊断不确定；胆管梗阻或急性化脓性胆管炎 ERCP 治疗无效；急性腹腔间室综合征非手术治疗无效。

17. A 急性肺水肿一般采用强心、利尿和改善心脏负荷等措施。硝普钠能够有效地扩张动脉和静脉，降低心脏前、后负荷，故推荐为急性肺水肿的首选药物。硝普钠应该与吗啡、吸氧和袢利尿药等联合应用。可用氨茶碱 0.25g 加入 5% 葡萄糖溶液 40ml 中缓慢静脉注射，强心、利尿、解除支气管痉挛，但急性心肌梗死时氨茶碱慎用。急性肺水肿的患者都有慢性支气管炎，依那普利会加重胸闷，咳嗽，故不宜选用依那普利。

18. E 此题考查 APACHE－Ⅱ评分系统的十二项指标内容，包括体温，平均动脉压，心率，呼吸频率，$AaDO_2$，动脉血PH，血浆 HCO_3^-，血钾，血钠，血肌酐，血球压积，白细胞计数。第12项为格拉斯哥昏迷评分（GCS），主要反映中枢神经系统功能。

19. D 应用鼻塞或鼻导管的主要缺点有：①吸氧浓度不恒定，受患者呼吸影响较大；②易于堵塞，需经常检查；③对局部有刺激性；④重度缺氧时，给予氧流量4～6L/min，吸氧浓度为37%～45%，氧流量超过6L/min时，患者除有明显的不适感外，还因鼻咽部解剖无效腔已被氧气完全充满，提高氧流量不可能进一步增加吸入氧浓度，因此，如需吸入更高浓度的氧时，需改用其他方式给氧；⑤鼻塞和鼻导管仅适用于轻症及呼吸衰竭恢复期患者。

20. B 此题考查压力支持通气，压力支持的水平的增加引起呼吸频率的降低。

21. A 高钾血症有时表现隐匿，可无特征性临床表现。其最主要危害是钾离子对心肌的抑制，心电图改变具有特征性，且出现较早。一般血钾浓度在6mmol/L时，心电图上有T波尖耸、QT延长、QRS增宽和PR延长等表现。随血钾增高进而P波消失，QRS进一步增宽，ST段不能辨认，最后与T波融合，并出现严重心律失常，直至心室颤动或停搏。

22. B 增加围术期心脏并发症的临床危险因素：根据病史、体格检查、各项常规和特殊试验结果估计患者围术期发生心脏并发症的机会，将临床危险因素分成高危、中危和低危。超过一个月的心肌梗死属于中危临床危险因素。

23. B 腹腔室隔综合征又称腹腔间室综合征，是由于腹腔高压引起心、肺、肾等多器官功能损害的临床综合征。腹腔间隔综合征（ACS）定义：持续腹腔压力（IAP）≥20mmHg，有/无腹腔灌连压（APP）<60mmHg，因此腹内压10mmHg，APP 60mmHg不属于腹腔室隔综合征。

24. C 当ICP>20mmHg的时候，应降低颅内压。

25. E 该患者入院前有头痛现象，故应对头部进行检查。目前患者未有腰部症状，所以暂时不用腰椎穿刺。

二、多选题

26. ACDE 评估营养状态的指标包括：①人体测量，如三头肌皮褶厚度、上臂中部周长的测定；②三甲基组氨酸测定；③内脏蛋白测定，如血清白蛋白水平测定；④淋巴细胞计数；⑤氮平衡测定等。

27. DE 急性肺动脉栓塞溶栓绝对禁忌证包括近期活动性胃肠道大出血，2个月以内脑血管意外，颅内或脊柱创伤或外科手术，活动性的颅内病变如动脉瘤、血管畸形和肿瘤。

28. ACD 无脉搏性电活动是指心脏有规律的电活动，但是无有效的机械功能，常见于心脏骤停的电击治疗后、心包压塞、大量失血、严重心脏病的终末表现。机制未明，推测与心肌的弥漫缺血或病变有关。

29. ABE 此题考查APACHE－Ⅱ的临床意义：预估疾病的严重程度，预测患者预后，用于科研或学术研究。

30. ABCDE 撤机失败者常出现浅快呼吸，正压通气转为自主呼吸时，心血管反应对撤机成败有显著影响。ICU无创正压通气（NPPV）的应用近年来日益增多。研究表明应用无创正压通气可缩短有创通气时间，降低呼吸机相关性肺炎的发生率，并作为有创通气的补充减少再插管率。但应用无创通气需具备：①意识清楚；②血流动力学稳定；③有咳嗽反射及咳痰能力；有很好的依从性等条件；④有自主呼吸能力。

31. ADE PPEP产生常见原因包括气

道阻力增加、呼吸系统顺应性降低、呼气时间过短或呼气流速受限。

32. ABC 室速的心电图特征为：①3个或以上的室性期前收缩连续出现；②QRS波群形态畸形，时限超过 0.12 秒；ST－T 波方向与 QRS 波群主波方向相反；③心室率通常为 100～250 次/分；心律规则，但亦可略不规则；④心房独立活动与 QRS 波群无固定关系，形成室房分离；偶尔个别或所有心室激动逆传夺获心房；⑤通常发作突然开始；⑥心室夺获与室性融合波：室速发作时少数室上性冲动可下传心室，产生心室夺获，表现为在 P 波之后，提前发生一次正常的 QRS 波群。室性融合波的 QRS 波群形态介于窦性与异位心室搏动之间，其意义为部分夺获心室。心室夺获与室性融合波的存在对确立室性心动过速诊断提供重要依据。按室速发作时 QRS 波群的形态，可将室速区分为单形性室速和多形性室速。QRS 波群方向呈交替变换者称双向性室速。

33. ABDE 重度支气管哮喘患者可出现休息时感气短，端坐呼吸，只能发单字表达，常有焦虑和烦躁，大汗淋漓，呼吸频率＞30 次/分，常有三凹征，闻及响亮、弥漫的哮鸣音，心率增快常＞120 次/分，奇脉。危重患者则不能讲话，嗜睡或意识模糊，胸腹矛盾运动，哮鸣音减弱甚至消失，脉率变慢或不规则，严重低氧血症和高二氧化碳血症，pH 降低。一般动脉血氧分压（PaO_2）＜60mmHg 提示有低氧血症，二氧化碳分压（$PaCO_2$）的正常值为 34～45mmHg，平均值为 40mmHg，若 $PaCO_2$ 过高则称为高二氧化碳血症。

34. BC 经鼻气管插管术：禁忌证或相对禁忌证主要包括呼吸停止；严重鼻或颌面骨折；凝血功能障碍；鼻或鼻咽部梗阻，如鼻中隔偏曲、息肉、囊肿、脓肿、水肿、过敏性鼻炎、异物、血肿等；颅底骨折。

35. ABCE 放疗镇痛疗法的适应证是恶性肿瘤；肿瘤侵犯骨质所致疼痛效果最好，对于软组织肿块疼痛效果差，效果好坏与肿瘤的组织学类型有关等。

36. ABCD 此题考查低流量供氧系统的四种给氧方法，有鼻塞或鼻导管给氧法，无重复呼吸和部分重复呼吸面罩给氧法，普通面罩给氧法，气管内给氧法。

37. ABD 感染性休克代偿期临床表现符合下列 6 项中 3 项：①意识改变，烦躁不安或萎靡，表情淡漠；②皮肤改变，面色苍白发灰，唇周、指（趾）发绀，皮肤花纹，四肢凉，如有面色潮红，四肢温暖，皮肤干燥为暖休克；③心率脉搏，外周动脉搏动细弱，心率、脉搏增快；④毛细血管再充盈时间≥3s（需除外环境温度影响）；⑤尿量＜1ml/（kg · h）；⑥代谢性酸中毒（除外其他缺血缺氧及代谢因素）。

38. ACDE 心脏压塞的主要治疗方法有：①紧急心包穿刺术：任何心脏压塞的患者，收缩压较正常水平下降 30mmHg，说明病情已进入晚期，应紧急行心包穿刺术。②心包腔引流术：对肿瘤性大量心包积液，多次发生心脏压塞，需反复心包穿刺的患者，可行心包腔导管引流。③剑突下经皮心包开窗探查术：心脏压塞症状发展迅速，常有心脏损伤存在，试验穿刺可取得黏稠全血样积液，即使症状得到片刻缓解，也应积极进行手术治疗。④开胸心脏探查术：继发于闭合性胸部损伤的心脏压塞，必须立即开胸探查，进行心包减压和止血。

39. ABCD 造影剂一般为高渗性，造影剂肾损伤的定义是指由碘造影剂引起的急性肾功能减退。常用的防治措施有：

①术前综合评估利弊，避免不必要的造影剂应用，避免肾毒性药物应用，如氨基糖苷类、糖肽类抗生素等。②水化及碱化被普遍认为是造影剂肾损伤的防治措施，一般为造影前 12 小时开始，持续到造影后 6 ~ 24 小时，补液可选用生理盐水，补液速度一般为 1ml/kg. h，也可鼓励患者适当多饮水。③选择等渗型、非离子造影剂，减少造影剂用量。④抗氧化剂的应用，如口服 *N* – 乙酰半胱氨酸。⑤他汀类药物的应用，通过抑制 NF – κB 的活性而起到保护作用。⑥血液净化包括血液透析和血液滤过，预防性透析并不能降低造影剂肾损伤的发生率，当出现严重的造影剂肾损伤时可以行肾替代治疗同时观察肾功能恢复情况。

40. ABCD ①症状：ARDS 的典型症状为在起病 6 ~ 72h 迅速出现的呼吸困难，并进行性加重。典型的症状为呼吸困难，发绀（比如低氧血症），呼吸窘迫的症状通常非常明显，会出现呼吸频率增快，心动过速等症状。缺氧症状以鼻导管或面罩吸氧的常规方法无法缓解。此外在疾病的后期多伴有肺部感染，表现为发热、畏寒、咳嗽和咳痰等症状。②体征：疾病初期除呼吸频速以外，可无明显的呼吸系统体征，随着病情的进展，出现唇和指甲发绀，有的患者两肺可闻及干、湿啰音，哮鸣音，后期可出现肺实变体征，如呼吸音较低或水泡音等。

41. BCE 复苏后保护脑功能的主要措施包括：1. 心搏骤停后患者容易出现高热，而高热预示不良结局。研究表明体温每升高 1℃，脑代谢率增加 8% 左右。指南建议在复苏期间，一旦出现高热均应积极控制，避免体温过高。2. 低温治疗：可分为诱导、维持和复温 3 个阶段：①低温诱导，指启动降温并达到目标体温的过程。②低温维持，指将体温维持于目标水平的阶段。③复温阶段，指缓慢而有控制地使体温恢复到正常的过程。3. 气道管理和呼吸支持：①建立有效的人工气道；②保护性机械通气；③避免动脉高氧合：心脏停搏期间多采用纯氧通气，但研究发现，复苏后动脉高氧水平会增加大脑的再氧合损伤，即应尽量降低吸入氧浓度，因此避免过度通气。

42. ABCDE 芬太尼适用于各种疼痛及外科、妇科等手术后和手术过程中的镇痛；也用于防止或减轻手术后出现的谵妄；还可与麻醉药合用，作为麻醉辅助用药；与氟哌利多配伍制成“安定镇痛剂”，用于大面积换药及进行小手术的镇痛。为阿片受体激动剂，属强效麻醉性镇痛药，药理作用与吗啡类似。动物实验表明，其镇痛效力约为吗啡的 80 倍。镇痛作用产生快，但持续时间较短，静脉注射后 1 分钟起效，4 分钟达高峰，维持作用 30 分钟。肌内注射后约 7 分钟起效，维持约 1 ~ 2 小时。本品呼吸抑制作用较吗啡弱，不良反应比吗啡小。不良反应：①个别病例可能出现恶心和呕吐，约 1 小时后，自行缓解，还可引起视觉模糊、发痒和欣快感，但不明显。②妊娠期妇女、心律失常患者慎用。支气管哮喘、呼吸抑制、对本品特别敏感的患者以及重症肌无力患者禁用。本药为人工合成的强效麻醉性镇痛药，重复用药后可导致明显的蓄积和延时效应。

43. ABCDE 压力控制通气与容量控制通气要求预设吸气峰流速和潮气量不同，压力控制通气要求预设吸气压力水平和吸气时间，潮气量由预设压力与呼气末肺泡内压之差、预设吸气时间和患者的呼吸力学（阻力和顺应性）决定，呼气末肺泡内压为内源性呼气末正压和预设呼气末正压之和，流速由呼吸机决定。

44. ABDE 一般临床监测：①意识状态、皮肤温度和色泽、血压、心率、尿量等。意识状态是脑组织血液灌流和全身循环状况的反映。②皮肤温度和色泽是体表血管灌注情况的标志。③尿量反映的是肾血液灌注情况。④心率加快通常是休克的早期诊断指标之一，其出现常先于血压下降。⑤传统指标在休克的诊断和治疗中有一定的指导意义但是这些指标在休克的早期阶段往往没有明显的变化。如血压，在休克早期由于代偿性血管收缩，可能保持或接近正常，有时甚至升高，只有进入休克的失代偿期，才会出现血压下降。

45. ABCDE 通过 Swan－Ganz 导管可获得的血流动力学参数主要包括 3 个方面：压力参数（包括右心房压、肺动脉楔压、肺动脉压）、流量参数（主要为心排血量）和氧代谢方面的参数（混合静脉血标本）。1. 压力参数:①右心房压（RAP）：测量是将 Swan－Ganz 导管置于正确的位置之后，导管近侧开口正好位于右心房内，经此开口测得的压力即为右心房压力。②肺动脉压（PAP）：当 Swan－Ganz 导管的顶端位于肺动脉内（气囊未充气）时，经远端开口测得的压力。肺动脉压力可分别以收缩压、舒张压和平均压力来表示。③肺动脉楔压（PAWP）：是将气囊充气后，Swan－Ganz 导管的远端嵌顿在肺动脉分支时测量的气囊远端的压力。PAWP 是 Swan－Ganz 导管可测量的特征性参数，具有特殊的意义。2. 流量参数：Swan－Ganz 导管可以快速测量心排血量并且可在短时间内多次重复或持续监测。3. 混合静脉血氧饱和度：混合静脉血是指从全身各部分组织回流并经过均匀混合后的静脉血。从肺动脉内取得的静脉血是最为理想的混合静脉血标本。当灌注超过全身氧需求时 SvO_2 升高，当灌注不足时，氧摄取率增加，SvO_2 降低，因此 SvO_2 降低提示氧输送不足（贫血、CO 低）或氧耗量增加（高热、呼吸做功增加等）。

三、共用题干单选题

46. A 患者血钾大于 5.5mmol/L，诊断为高钾血症，且血钾 6.5mmol/L 严重威胁生命，应紧急处理，以免出现高钾导致的心脏骤停。

47. D 高钾血症治疗：①应用呋塞米使肾发挥最大的排钾作用；②通过钙离子改变自律细胞的兴奋性，保护心肌；③促使钾离子向细胞内转移，使用高糖胰岛素；④使用碳酸氢钠处理高钾引起的酸中毒。地高辛可通过抑制 Na^+－K^+－ATP 酶活性，而引起细胞内钾外移，并影响骨骼肌细胞对钾离子摄取，导致高钾血症，因此地高辛不宜用。

48. B 血液透析模式的特点是对小分子物质，包括尿素氮、肌酐、钾、钠的清除率高。患者高钾药物治疗无效，应行血液透析治疗。

49. C 甲亢危象诊断的金标准，其主要诊断依据是甲状腺激素增加包括：FT_3、FT_4 明显增高，促甲状腺激素明显降低甚至测不到。但甲状腺激素升高的幅度与疾病的严重程度并不完全一致。甲状腺刺激抗体（TSAb）和甲状腺结合蛋白有助于甲状腺危象的病因诊断。甲状腺吸碘（^{131}I）率监测可能会诱发加重病情。

50. D 该患病史来看妊娠期，停用抗甲状腺药物，导致病情加重可能，目前存在甲亢性心脏病，且血压低，循环不稳，无感染征象，原发病治疗需要大剂量丙硫氧咪唑及糖皮质激素，糖皮质激素可抑制 TH 的释放及外周 T_4 向 T_3 的转化，还可增强机体的应激能力，甲亢性心脏病选择 β 受体拮抗剂及强心药物；抗生素暂时无应用指征。

51. E 肺漂浮导管置管相对禁忌证：①细菌性心内膜炎或动脉内膜炎；②心脏束支传导阻滞，尤其是完全性左束支传导阻滞；③近期频发心律失常，尤其是室性心律失常；④严重的肺动脉高压；⑤活动性风湿病；⑥各种原因导致的严重缺氧；⑦严重的出血倾向和凝血障碍；⑧心脏及大血管内有附壁血栓；⑨疑有室壁瘤且不具备手术条件者。

52. D 肺漂浮导管的常见并发症包括空气栓塞、动脉损伤、气胸或血胸、心律失常、导管打结、肺动脉痉挛、心脏瓣膜损伤、肺动脉穿孔甚至破裂等。气胸或血胸、心律失常、肺动脉破裂、瓣膜损伤均可导致胸闷加重，导管打结不是胸闷加重的原因，但属于插管并发症。

53. B 肺动脉漂浮导管置管后的注意事项：导管保留时间不超过 72 小时；肺动脉高压患者气囊充气时间不宜过长，否则易致肺动脉破裂；气囊进入右心房后，前进气囊必须充气，后退气囊必须放气；气囊充气时应感到阻力，不然可能出现导管尖端移行而发生自发性嵌顿。

54. E 本患者胎盘早期剥离，身体多处有出血表现，血压低，尿量少，已出现休克。结合化验结果，考虑患者弥散性血管内凝血（DIC）诊断明确。3P 试验阳性，常见于继发性纤溶症。凝血活酶大量释放而引发凝血过程。血小板 $85\times10^9/L$，纤维蛋白原 1.78g/L，4 小时后复查血小板 $75\times10^9/L$，纤维蛋白原 1.6g/L。凝血酶原时间 20.9 秒。提示纤溶系统活性大于凝血系统活性。

55. E 弥散性血管内凝血（DIC）是在某些诱发因素作用下，微循环中广泛而散在地发生血小板聚集、纤维蛋白沉积或血液凝固，导致血小板和凝血因子被大量消耗，继而纤维蛋白溶解（纤溶）系统被激活，临床上出现各受损脏器的功能障碍和广泛而严重的出血。DIC 临床表现为出血、休克、血管栓塞、微血管病性溶血性贫血，特征性表现是凝血酶的过度生成和失调控，从而促使凝血活酶大量释放而引发的凝血过程。本患者胎盘早期剥离，身体多处有出血表现，血压低，尿量少，已出现休克。结合化验结果，考虑患者 DIC 诊断明确。3P 试验阳性，常见于继发性纤溶症，主要见于弥散性血管内凝血的早期和中期。该患者疾病、病理的描述不包括原发性纤溶。

56. D DIC 产生休克的机制包括：广泛出血引起的血容量减少，广泛微血栓形成，使回心血量减少；Ⅻ因子活化同时激活激肽系统和补体系统；FDP 亦有增加血管通透性及舒张血管作用，使血浆外渗，血容量减少，血压下降。

57. A 急性呼吸窘迫综合征（ARDS）是由肺内原因和/或肺外原因引起的，以顽固性低氧血症为显著特征的临床综合征，临床表现多呈急性起病、呼吸窘迫以及难以用常规氧疗纠正的低氧血症等；X 线胸片表现为肺纹理增多，边缘模糊毛玻璃样阴影等间质性肺泡改变。

58. D 心源性肺水肿常见于高血压性心脏病、冠状动脉硬化性心脏病、心肌病等引起的急性左心室衰竭以及二尖瓣狭窄所致的左心房衰竭。心导管肺毛细血管楔压（PCWP）在左心衰竭时上升（PCWP > 2.4kPa），对诊断更有意义。

59. B ARDS 的主要病理生理机制是肺微血管壁通透性增加，间隙水肿，肺表面活性物质缺失，肺泡萎陷，使通气血流比例失调，肺内分流增大，导致严重低氧血症。

60. E 此期病理改变为渗出期病理改变：肺水肿、出血和充血性肺不张。透明膜形成（富含蛋白的肺泡及间质水肿），Ⅰ型肺泡上皮细胞或肺泡毛细血管内皮细胞坏死、广泛炎性细胞浸润、毛细血管充血。间质内红细胞，白细胞浸润。间质纤维组织沉积不是此期病理改变。

61. D 呼吸性酸中毒的病因包括：①呼吸中枢抑制，如麻醉药使用过量；②呼吸道梗阻，如喉痉挛、支气管痉挛、呼吸道烧伤及溺水、颈部血肿或包块压迫气管等；③肺部疾病，如肺水肿、COPD、肺不张、肺炎等；④胸部损伤，如手术、创伤、气胸、胸腔积液等。人工呼吸过度造成过度通气，是呼吸性碱中毒的原因。

62. A 呼吸性酸中毒血气表现为：pH 明显下降，$PaCO_2$升高，HCO_3^-可正常或代偿性增高，根据血气结果，只有 pH 7.26，$PaCO_2$为 72mmHg，HCO_3^- 33mmol/L 符合呼吸性酸中毒。

63. B 治疗呼吸性酸中毒首要的是治疗原发病，患者是严重气胸，首要措施为行胸腔闭式引流术。

64. E 重症患者多器官受累常易发生 2 种或 2 种以上的酸碱失衡，需要注意是在病因治疗的基础上判断酸碱平衡状态并加以处理。在严重通气障碍，CO_2 潴留的基础上，由于低氧血症，导致有机酸的产生增多，阴离子间隙（AG）增高会出现代谢性酸中毒合并呼吸性酸中毒。此时 pH 明显下降、$PaCO_2$ 增高、HCO_3^- 降低、AB > SB（实际碱 > 标准碱）、BE 负值增大、AG > 16，血氯下降。

65. D 治疗应控制原发病，改善循环，纠正乏氧、改善通气、加速 CO_2 的呼出，维持 pH 在正常范围。此时为维持酸碱平衡的状态则需要补碱治疗，尤其当 PH < 7.2 时，先补充碳酸氢钠 100ml。然后根据血气分析结果酌情处理。

四、案例分析题

66. D 该患外伤住院，外伤导致交感神经兴奋全身血流重新分布，胃肠道主要表现为血管收缩，血流量减少，胃肠黏膜缺血而出现胃肠道动力障碍、消化吸收功能障碍、消化道出血等表现，故胃肠道症状最可能是由危重患者的胃肠功能障碍引起。

67. ABCDEF 外伤导致交感神经兴奋全身血流重新分布，胃肠道主要表现为血管收缩，血流量减少，胃肠黏膜缺血。可能机制有：缺血与再灌注损伤；缺血导致黏膜修复能力下降；在重症疾病、创伤应激状况下，患者肠道黏膜的结构和功能受到严重损害，肠黏膜屏障损伤，导致肠功能衰竭，肠道细菌易位，肠道菌群失调；交感兴奋，消化液分泌减少，缺血导致肠道壁水肿，引起肠道通透性增加；分泌型 IgA（sIgA）是胃肠道黏膜表面主要免疫球蛋白，其受损导致SIgA分泌减少，机体抵抗力下降。

68. BCF 肠黏膜屏障通透性测定在临床上主要是指分子量大于 150 道尔顿的分子物质对肠道上皮的渗透性能。目前主要方法：循环 D－乳酸测定、二胺氧化酶（DAO）、糖分子探针比值测定。

69. ABF 患者昏迷，气管插管后一般镇静，自主呼吸无或少，需要给予控制模式，辅助控制（A/C）模式和压力调节容量控制模式（PRVC）可选，同步间歇指令调节频率也可起到控制作用，B 选项也正确；PSV、CPAP、APRV 为辅助模式，需要用在有自主呼吸患者。

70. ABCDF 患者二氧化碳分压仍高，处理方式：增加呼吸频率，增加预设压力水平，延长呼气时间，适当增加 PEEP；改变呼吸机模式，改为辅助控制模式加强呼吸支持；增加呼气触发灵敏度流速百分比，可增加呼吸触发频率。

71. ABCDEF 当呼吸机出现报警时，低潮气量报警时，先检测管路漏气、积水、阻塞等情况，同时检查患者情况气道、气管插管是否漏气、痰液情况，是否存在人机对抗；排除了管路和患者情况，低潮期量报警，可增加预设压力及压力支持水平，或者更改呼吸模式，比如改为容量控制。

72. ABCDF 当呼吸机出现高压报警时，先检测管路漏气、积水、阻塞、扭曲等情况，同时检查患者情况气道、气管插管是否漏气、痰液，是否存在人机对抗情况；排除了管路和患者情况，可选择患者舒适度更好的压力调节容量控制（PRVC）模式，并进一步观察，F 选项也正确；PSV 为辅助模式，不适合该患者。

73. BCDF 患者神志转清，准备停撤呼吸机，选用辅助模式：同步间歇指令通气和压力支持通气结合模式、压力支持通气、适应性支持通气、神经调节辅助通气。辅助控制（A/C）模式、压力控制通气（PCV）为控制模式一般用于昏迷病人，故不选。

74. D 患者痰液为淡绿色，应高度怀疑为铜绿假单胞菌感染。

75. CE 用于治疗铜绿假单胞菌（G^-）的抗生素有六类：青霉素类（哌拉西林他巴唑坦）、头孢菌素类、碳青霉烯类（美罗培南）、单环－β 内酰胺类、氨基糖苷类、喹诺酮类。万古霉素对耐甲氧西林金黄色葡萄球菌（MRSA）有效。替考拉宁属于糖肽类抗生素，对厌氧的及需氧的 G^+ 有抗菌活性。利奈唑胺属于恶唑烷酮类合成抗生素，用于治疗由需氧的 G^+ 引起的感染。伏立康唑是一种广谱的三唑类抗真菌药，主用于治疗真菌感染。

76. ABC 患者出现发热腹泻，应行粪便相关检查，包括粪涂片、粪培养、粪常规。

77. B 患者长期应用抗生素，且粪常规可见假膜，粪涂片见革兰阳性球菌占 90%，粪培养见致病菌生长，应考虑抗生素相关性肠炎。

78. ABDE 抗生素相关性肠炎多由长期应用抗生素引起的肠道内菌群失调，因此治疗应立即停用抗生素，同时服用一些肠道益生菌来调节菌群失调。万古霉素和不吸收的磺胺类药物，能有效地治疗和预防实验的田鼠假膜性肠炎和人类的假膜性肠炎，可使粪中难辨梭状芽孢及其霉素迅速消失。灭滴灵即甲硝唑，能有效地治疗假膜性肠炎。灭滴灵虽然在上消化道迅速被吸收，但口服后仍能有效地对抗难辨梭状芽孢杆菌，在临床上有使用价值。

79. E 假膜性肠炎系长期大量应用抗生素，正常肠道菌群失调，致使肠道难辨梭状芽孢杆菌繁殖产生毒素，所以假膜性肠炎常见致病菌为梭状芽孢杆菌。

80. ABCDEF 抗生素相关性肠炎的发病因素有长期应用抗生素，滥用抑酸药物和抗肠道蠕动药物，使用免疫抑制剂、免疫力低下，长期卧床及禁食，行肠道外科手术等。

81. D 长期抗生素治疗后粪涂片见菌丝可考虑真菌感染。

82. F 患者明确诊断为真菌性肠炎，需抗真菌药物治疗。

83. A 患者原有心脏病史，经输液后出现中心静脉压（CVP）升高，而血压低，首先考虑心功能不全，应使用强心药。

84. ABCDEF 引起 CVP 增高的因素很多，包括：①病理因素，包括心（右心房和右心室衰竭、房颤、心脏填塞、缩窄性心包炎）、肺（肺栓塞、支气管痉挛、张力性气胸和血胸）、腹内压增高、输血补液过量；②神经体液因素，包括交感神经兴奋，儿茶酚胺、肾素和醛固酮分泌增加；③药物因素：快速输注去甲肾上腺素等血管收缩药；④其他：缺氧、气管插管和气管切开、患者挣扎和躁动、腹腔手术等。

85. ABCDF 一般认为，对任何原因引起的血流动力学不稳定及氧合功能改变，或存在可能引起这些改变的危险因素的情况，为了明确诊断和指导治疗，应用Swan－Ganz漂浮导管。置管的禁忌证是在导管经过的通路上存在严重的解剖畸形以致导管无法通过或导管本身可加重原发疾病，如三尖瓣或肺动脉瓣狭窄、右心室流出道梗阻、肺动脉严重畸形等。而置管的相对禁忌证包括：细菌性心内膜炎或动脉内膜炎、活动性风湿病、完全性左束支传导阻滞、严重心律失常，尤其是室性心律失常、严重的肺动脉高压、各种原因引起的严重缺氧、严重的出血倾向和凝血障碍、心脏及大血管内有附壁血栓、近期置入起搏导管。区别是心源性还是非心源性肺水肿是置管的适应证之一。

86. ABCE Swan－Ganz漂浮导管插管时并发症有：血肿形成、气胸或血胸、心律失常、肺动脉破裂、导管打结、瓣膜损伤等，其中导管打结一般不会引起胸闷。留管的并发症有：导管或穿刺部位感染、肺梗死、心律失常、瓣膜损伤或心内膜炎、肺动脉破裂、血小板减少。

87. ABD 分布性休克，包括过敏性、感染性、神经源性休克心排出量增加，而低血容量性、心源性和梗阻性休克心排出量降低。

88. ABF Swan－Ganz漂浮导管置管后的注意事项包括：导管留置的时间一般不超过72小时，气囊充气时间不能持续超过30秒，一般2～3个呼吸周期，对肺动脉高压者气囊充气的持续时间不超过10～15秒或2个呼吸周期，并应避免反复多次充气测量而导致肺梗死。一般气囊充气时应感到轻微阻力，如果没有阻力应怀疑气囊破裂，立即停止充气。导管要用肝素化的生理盐水持续保留维持通畅，若管道不通并不能通过冲洗纠正，需立即拔除导管，但不要在气囊嵌顿时冲洗管道。

89. DEF 该患者有慢性阻塞肺疾病的病史，且有发热、咳嗽加重，痰黏难咳，查双肺有干湿啰音，考虑存在COPD、COPD急性加重；同时，COPD急性加重的基础上，有下肢水肿史和双下肢凹陷性水肿，以及发绀、神志改变，应考虑肺源性心脏病和肺性脑病可能。

90. ABCG 重症COPD常因感染而诱发呼吸衰竭、肺性脑病时，血常规、X线胸片有助于感染的判断，而血气分析有助于呼吸衰竭、肺性脑病的诊断；痰培养＋药物敏感试验对抗感染治疗及其调整必不可少。因此，痰培养＋药物敏感试验、X线胸片、血气分析、血常规是该患者明确诊断和指导治疗所必需的检查项目。

91. ADEFG COPD急性加重的治疗包括：支气管扩张药、抗生素和糖皮质激素使用，同时辅以止咳、祛痰、体位引流和呼吸锻炼及氧疗，一般给予低浓度吸氧，吸入氧浓度一般不超过30%，吸入氧浓度过高可能会降低氧对呼吸中枢的刺激，加重CO_2潴留；当出现肺性脑病时，必须气管内插管行机械通气。由于存在肺性脑病，插管时和机械通气过程中是否使用镇静药应依患者耐受性而定，属于无效选项。对于较严重的COPD急性加重者，可考虑静脉滴注茶碱类药物，此药物在临床中主要是通过支气管而达到解痉、平喘的作用。

92. C COPD急性加重出现$PaCO_2$升高，考虑有呼吸性酸中毒，通过体内代偿，HCO_3^-可代偿升高。根据单纯性酸碱失衡的预计代偿公式计算，当 $PaCO_2$ 从 40mmHg 升至 70mmHg 时，HCP_3^- 代偿性升高，一般在 29～40mmol/L，其代偿极限＜45mmol/L，超出此极限一定存在代谢性碱中毒，而病人 HCO_3^- 实际为 46mmol/L，故病人合并有代谢性碱中毒存在。

93. ABG 患者存在呼吸性酸中毒、代谢性碱中毒，其原因是机械通气过程中，通气的改善与肾排除原有代偿性升高的 HCO_3^- 导致的碱中毒；同时，对于长期缺氧的重度 COPD，控制在 PaO_2 55mmHg 以上或发病前水平即可。因此，调低压力支持水平和降低氧流量以达到治疗目标；同时，代谢性碱中毒影响组织氧合，必要时可补充精氨酸纠正之。故选项 ABG 正确。关于机械通气序贯治疗问题，COPD 急性加重并呼吸衰竭患者，经气管内插管以机械通气和气道引流后，当病情稳定、感染控制，而呼吸功能尚未完全恢复时（时间一般在 1 周左右），可以拔除气管内插管改无创机械通气，该患者目前病情尚未稳定，不具备改无创机械通气的条件。其他选项的处理与患者病情不相关联。

94. CG 患者休克早期大量出血，呼吸加快，有可能因过度通气使 CO_2 呼出过多导致呼吸性碱中毒。当患者因大量出血休克时，有效循环量减少可导致组织灌注不足产生代谢性酸中毒，因此患者也可能在代谢性酸中毒基础上合并有呼吸性碱中毒。

95. ABF 电解质检查可明确有钾、氯等电解质情况；血常规检查可以了解血红蛋白以判定出血的量，胃镜检查可明确出血部位、性质，并可以镜下止血，胸片、心脏 B 超和肺功能检查无指征。

96. ABD 从题干和本提问可知，患者为失血性休克引起的代谢性酸中毒合并呼吸性碱中毒，治疗根本为病因治疗，改善组织灌注，可适当补碱，缓冲 H^+。患者血红蛋白仅 51g/L，有输血指征，目前暂无抗感染、镇静和血液透析指征。

97. BDG 根据提示，患者此时为急性肾衰竭引起代谢性酸中毒，可以静脉滴注碳酸氢钠纠酸治疗，并已具备血液净化治疗指征，而其他治疗目前依据不足。

98. ABCDEFG 长期留置气管插管的并发症：单侧或双侧声带损伤；上呼吸道黏膜损伤，喉或声带水肿；产生黏膜损伤后的气道狭窄；导管被分泌物阻塞；气囊破裂、漏气或脱落。

99. CDEF 与经喉气管插管相比有如下优点：①减少损伤；②减少无效腔；③利于操作；④患者活动更方便，可以早期经口进食，且还可堵住气管套管开口发声说话。

100. ABCDE 气管切开的常见并发症：创口感染；切开部位出血；气胸、皮下或纵隔气肿；气道狭窄；心搏骤停。

全真模拟试卷（四）答案解析

一、单选题

1. E 心肌梗死后如需手术治疗，需要间隔24周以上的时间。

2. D 先天性心房－房室结旁路引起的心律失常为射频消融的适应证，余选项均为射频消融禁忌证。

3. D 对重症患者，先要保证复苏和生命体征的稳定，继而明确诊断并给以对因治疗。患者血压80/50mmHg，因此需要先给予升血压药物维持血压稳定。

4. E 在应激后的代谢消退期，患者可表现为分解代谢率、氧耗和心排血量均降低。

5. B 结合患者症状、心率及动态心电图结果，考虑患者为病态窦房结综合征，慢快综合征，有行永久性起搏器植入适应证。

6. C $PetCO_2$也可反映循环功能，在低血压、低血容量、休克和心力衰竭时，随着肺血流减少，$PetCO_2$逐渐降低，呼吸心跳停止，$PetCO_2$急剧降至零，复苏后逐渐回升，如$PetCO_2$ >10mmHg（1.33kPa），则复苏成功率高。

7. D SAPAⅡ由17项变量组成，包括生理学变量12项、年龄、住院类型及3种慢性疾病，即AIDS、转移癌、血液恶性肿瘤。

8. A Venturi面罩：是一种特殊设计的供氧面罩，是根据Venturi原理，氧气经过狭窄的孔道进入面罩时，被激发成高速涡流，在其周围产生负压，从而将周围空气卷入稀释氧至所需浓度。该面罩所能提供的吸氧浓度为24%～50%，应用此装置调节氧浓度时，除需要调节氧流量的大小外，还需改变射流孔或空气入口的口径。

9. D 根据容量或压力预设，SIMV + PSV需要设置的参数不同。V－SIMV + PSV需要设置的参数为：潮气量、通气频率、吸气峰流速（或吸呼时间比）、吸气末停顿时间、吸气上升时间、压力支持水平、PEEP、FiO_2、吸气触发灵敏度、呼气触发灵敏度。P－SIMV + PSV需要设置的参数为：控制吸气压力水平、通气频率、吸气时间（或吸呼时间比）、吸气上升时间、压力支持水平、PEEP、FiO_2、吸气触发灵敏度、呼气触发灵敏度。

10. C 呼吸机相关肺损伤指机械通气对正常或病变的肺组织造成损伤，包括气压伤、容积伤、萎陷伤和生物伤。①气压伤是由于气道压力过高导致的肺损伤；②容积伤是指过大的吸气末容积对肺泡上皮和血管内皮的损伤；③萎陷伤是指肺泡周期性开放和塌陷产生的剪切力引起的肺损伤，其剪切来自张开肺泡与塌陷肺泡之间，或单个肺泡自身的开放与塌陷；④生物伤即以上因素使肺泡上皮和血管内皮损伤，激活炎症反应导致肺的继发损伤。

11. A 急性左心衰竭是指各种原因引起的急性左心收缩或者舒张功能出现障碍，从而引起肺循环淤血。当发生急性左心衰竭时，心脏的收缩或舒张功能障碍，引起体循环或肺循环淤血而产生呼吸困难或肢体水肿，需要使用利尿，通过多次排尿的方式，使静脉回血心量减少，从而减轻心脏的负荷而缓解胸闷、气短、呼吸困难等症状。

12. B 此题考查心肺复苏对于年龄不同操作不同，分为新生儿心肺复苏，婴儿心肺复苏，儿童心肺复苏，成年人心肺复苏。

13. A 目前脑室内颅内压监测仍为金标准，常用的有尖端应变计传感器和纤维光束传感器。方法是将一个4mm空心螺栓钻穿颅骨，然后导入传感器到颅内相应的位置。

14. B 血液滤过清除溶质的原理是对流。

15. B 左心衰竭以肺循环淤血及心排血量降低为主要表现，有不同程度的呼吸困难：①劳力性呼吸困难：是左心衰竭最早出现的症状。因运动使回心血量增加，左心房压力升高，加重肺淤血。引起呼吸困难的运动量随心衰程度加重而减少。②端坐呼吸：肺淤血达到一定程度时，病人不能平卧，因平卧时回心血量增多且横膈上抬，呼吸更为困难。③夜间阵发性呼吸困难：病人入睡后突然因憋气而惊醒，被迫取坐位，多于端坐休息后缓解。其发生机制除睡眠平卧时血液重新分配使肺血量增加外，夜间迷走神经张力增加、小支气管收缩、横膈抬高、肺活量减少等也是促发因素。④急性肺水肿：是左心衰呼吸困难最严重的形式，重者可有哮鸣音，称为“心源性哮喘”。

16. C ST段升高心肌梗死，特定时间溶栓的特定时间为3小时以内。

17. A 主动脉夹层典型的急性主动脉夹层病人往往表现为突发的、剧烈的、胸背部、撕裂样疼痛。严重的可以出现心衰、晕厥、甚至突然死亡；多数患者同时伴有难以控制的高血压。

18. C 代谢当量的临床判断意义如下：<5METS——65岁以下的患者预后不良；5METS——日常活动受限，急性心梗恢复期；10METS——正常健康水平；13METS——即使运动试验阳性，预后仍然良好；18METS——有氧运动员水平；22METS——高水平运动员。

19. D 机体对体液酸碱度的调节主要通过体液缓冲系统，肺、组织细胞和肾的调节来维持。血液缓冲系统主要有碳酸氢盐缓冲系统、磷酸盐缓冲系统、血浆蛋白缓冲系统、血红蛋白和氧合血红蛋白缓冲系统，其中以碳酸氢盐缓冲系统最为重要，其约占血液缓冲系统总量的1/2以上，缓冲能力强，可以缓冲所有固定酸。挥发酸的缓冲主要靠非碳酸氢盐缓冲系统，特别是血红蛋白和氧合血红蛋白缓冲系统。

20. D 高渗性失水的临床表现分为轻、中、重度。由于失水多于失钠，细胞外液容量减少，渗透压升高。轻度失水，即失水量相当于体重2%～3%时，渴感中枢兴奋而产生口渴，为早期出现的症状。

21. E 无论是在少尿期还是多尿期，无论是防止急性肾损伤（AKI）的加重还是促进AKI的恢复，都离不开合理的液体管理。对于轻度AKI，主要是补足容量，改善低灌注和防止新低灌注的发生。对于较重AKI甚至ARF的病人，往往发生利尿剂抵抗，故尿量减少时，不应立刻使用利尿剂。少尿期应严格控制水、钠摄入量。

22. A 人工气道建立对机体的影响：①干冷气体直接吸入会损伤气道黏膜上皮细胞影响黏膜黏液分泌和纤毛运动，气道自净能力降低或消失；②咳嗽功能受限，影响咳痰；③气道失水增多；④肺泡表面活性物质受破坏，肺顺应性下降；⑤干冷空气直接吸入易诱发支气管痉挛或哮喘发作；⑥管理不善易出现气管黏膜出血、肺不张、气管食管瘘、气管切开口瘘等并发症。维持气道通畅是气道管理最重要的措施。

23. C 肾上腺素是过敏性休克首选特效药物。肾上腺素能激动 α 受体和 β 受体。对 α 受体兴奋，可使皮肤、黏膜血管及内脏小血管收缩。作用 β_1 受体，增强心肌收缩力，扩张冠状血管。作用 β_2 受体，松弛支气管平滑肌，并抑制肥大细胞释放过敏性物质（如组胺等），还可使支气管黏膜血管收缩，降低毛细血管的通透性，有利于消除支气管黏膜水肿。若休克持续不见好转，应及早静脉注射地塞米松或氢化可的松。还可以给予抗组胺药 H_1 阻滞药（如苯海拉明、异丙嗪）能降低血管通透性，H_2 阻滞药（雷尼替丁）具有对抗炎性介质损伤的作用。

24. C 此题考查吸入性肺炎的治疗药物，格列吡嗪为第二代磺脲类口服降血糖药。

25. B 此题考查大咯血的体位：大咯血时，医护人员应指导患者取患侧卧位。患者应采取患侧卧位以避免或预防健侧误吸。

二、多选题

26. ABCDE 肠外营养制剂一般包括：脂肪乳剂、电解质、复方氨基酸溶液、葡萄糖、微量元素、维生素、生长激素等。

27. ABCDE 重症监测的目的：①评估疾病严重程度：结合病史和体格检查，通过对重症患者进行系统的生理功能监测，能够较为准确的评估疾病严重程度。②早期发现高危因素：早期发现严重威胁患者生命的高危因素，及时干预，避免疾病进一步恶化。③指导疾病诊断和鉴别诊断：器官功能监测可提供较为全面的病理生理和生物化学信息，为疾病的诊断和鉴别诊断提供依据。④实现滴定式治疗：重症患者的病情复杂，发展迅速，对治疗的反应性具有很大的变异性，传统的原则性治疗模式难以适应重症患者病情变化和治疗需求，根据连续性生命监测指标及其对治疗的反应，随时调整治疗剂量和速度，以期获得积极的疗效（滴定式治疗）。⑤实现目标性的治疗：目标性治疗多是被循证医学研究或临床研究证明有效的措施。对于严重感染的早期目标性复苏治疗，就是通过滴定式的治疗达到一定的生理目标，从而明显降低严重感染患者的病死率。⑥评价加强治疗的疗效：对疾病严重程度和器官功能损害程度的动态、连续监测，能够有效地评价治疗措施的有效性和及时性，对于防止病情恶化，改善和促进器官功能恢复具有重要的指导价值。

28. ABCDE 口腔颌面外科插管的方式：口腔明视插管，口腔盲探插管，鼻腔明视插管，鼻腔盲探插管，气管切开插管。

29. ABE 撤机常用的筛查标准：①客观的测量结果：足够的氧合（$PaO_2 \geq 60mmHg$ 且 $FiO_2 \leq 0.4$；PEEP $\leq 5 \sim 10cmH_2O$），氧合指数 $PaO_2/FiO_2 \geq 150 \sim 300$；稳定的循环功能（如心率≤140/分钟，血压稳定）；不需（或小剂量的）血管活性药；无高热；没有明显的呼吸性酸中毒；血红蛋白≥80g/L；神志清楚（可唤醒，格拉斯哥昏迷评分≥13分）；稳定的代谢状态（如可接受的电解质水平）。②主观的临床评估：疾病处于恢复期；医师认为可撤机；具有有效的咳嗽能力。

30. ABCDE ①机械通气的并发症包括人工气道并发症和正压通气相关并发症。人工气道并发症包括置管、管道留置期间、拔管及拔管后并发症、人工气道梗阻，正压通气相关并发症包括机械通气相关肺损伤、呼吸机相关肺炎、呼吸机相关膈肌功能不全、机械通气对肺外器官功能的影响和镇静肌松相关并发症。②氧中毒：长时间吸入高浓度氧会导致肺损伤，其机制尚不完全明了，可能与氧对细胞的直接毒性及氧自由基的毒性有关。

31. ABCD 抗菌药物的不良反应包括：①毒性反应：部分抗菌药物需要在肝脏代谢，可能会引起肝细胞炎症、水肿，造成肝脏损害。②过敏反应：抗菌药物作为半抗原进入到人体后，会与抗体形成抗原抗体复合物，从而激活补体，引起过敏反应，一般可引起荨麻疹、哮喘、血清病样反应，严重时还可以出现过敏性休克。③二重感染。④细菌产生耐药。

32. ABCDE 按压有效的主要指标是：①按压时能扪及大动脉搏动；收缩压 > 8.0kPa；②患者面色、口唇、指甲及皮肤等色泽再度转红；③扩大的瞳孔再度缩小；④出现自主呼吸；⑤神志逐渐恢复，可有眼球活动，睫毛反射与对光反射出现，甚至手脚抽动，肌张力增加。

33. ABC 此题考查主动脉瘤的分类：1. 根据形态可分为 3 型：①梭形；②囊形；③夹层。2. 根据部位可分为：①升主动脉瘤包括 valsalva 窦瘤；②主动脉弓动脉瘤；③降主动脉瘤，在左锁骨下和膈肌之间，三者统称胸主动脉瘤；④腹主动脉瘤，最常见。

34. ACDE Ranson 评分系统包括入院时的 5 项临床指标和 48 小时的 6 项指标各项 1 分，合计 11 分，评分在 3 分以上时即为重症胰腺炎。3 分以下病死率 0.9 %，3 ~ 4 分为 16 %，5 ~ 6 分为 40%，6 分以上为 100%。入院时指标：①年龄 > 55 岁；②血糖 > 11.1mmol/L；③AST > 250U/L；④LDH > 350U/L；⑤白细胞数 > 16×10^9/L。入院后 48 小时指标：①血钙浓度 < 2mmol/L；②PaO_2 < 60mmHg；③碱缺失 > 4mmol/L；④血BUN 上升 > 1mmol/L；⑤Hct 减少 > 10%，体液丢失量 >6L。

35. CD 心电图类型包括心室颤动（VF）、无脉搏性室性心动过速（VT）、心室停顿和无脉搏电活动等。依据是否有电击除颤指征，即电击能否有效终止异常心律而恢复灌注性心律，被划分为可电击性心律和非可电击性心律 2 类。①可电击性心律，包括 VF 和无脉搏 VT，发病率最高，抢救成功率也最高。抢救成功的关键是及早电击除颤和及时有效的 CPR。②非可电击性心律，指心室停顿和无脉搏电活动。无脉搏电活动涵盖一组不同的无脉搏心律，即假性电机械分离、心室自主节律、心室逸搏节律及除颤后心室自主节律等。

36. ABCE 人工气道是将导管经上呼吸道置入气管或直接置入气管所建立的气体通道。是为保证气道通畅而在生理气道与空气或其他气源之间建立的有效连接，为气道的有效引流、通畅、机械通气、治疗肺部疾病提供条件。常见确定性紧急人工气道技术包括：①经口气管插管术；②经鼻气管插管术；③气管切开；④逆行气管插管术；⑤环甲膜切开术；⑥环甲膜/气管穿刺扩张造口置管术；⑦经皮穿刺扩张放置气管导管术；⑧纤维支气管镜引导气管插管。

37. ABDE 自主呼吸试验为了对符合筛查标准的患者自主呼吸的能力作出进一步的判断，目前较准确的预测撤机的方法是 3min 自主呼吸试验，3min 自主呼吸试验时，要密切观察 2 ~ 5min。此阶段主要密切观察氧合、呼吸频率、潮气量（ > 5ml/kg）、呼吸浅快指数（f/Vt）< 100f/（min · L）。

38. AC 急性心力衰竭是由多种病因引起的心排血量急剧显著降低，进而导致组织器官灌注不足和循环淤血的一组急性临床综合征。其急性血流动力学障碍为：①心排血量骤然下降，外周组织器官灌注不足，表现为血压下降、脏器功能和末梢循环障碍，甚至发生心源性休克。②左室舒张末压和肺毛细血管楔压升高，可发生低氧血症、代谢性酸中毒和急性肺水肿。③右室充盈压升高，使体循环静脉压升高、体循环和主要脏器淤血、水钠潴留和水肿等。

39. ACD 镇痛三阶梯药物：第一阶梯：非甾体类镇痛药物（阿司匹林、对乙酰氨基酚、布洛芬）；第二阶梯（可待因、布桂嗪、曲马多）；第三阶梯（羟考酮、吗啡、哌替啶、芬太尼）。

40. ABCD 重症监护病房的收治对象原则上是为各种危重的急性的可逆性疾病。如重大手术后需要监测者、麻醉意外、重症复合型创伤、急性循环衰竭、严重心律失常、急性呼吸衰竭、心跳呼吸骤停复苏后、电击、溺水者复苏后、各种中毒患者、各类休克患者、败血症、羊水栓塞、重度妊娠毒血症等。原则上对于已明确断及死亡但仍有心跳者、已衰竭的晚期癌症、各种重症传染不收入综合性重症监护病房。

41. BC 仅依赖血中的激素水平，不能判定患者内分泌功能是否异常；内分泌患者的刺激和抑制实验只能说明有正常的正负反馈功能，但不适于重症患者内分泌判定。重症患者内分泌功能的判定和诊断最重要的依据是血中靶腺体和相关促激素水平代谢异常的证据，典型的内分泌异常临床症状。

42. ABCDE 手卫生的实施情况：接触患者前后、接触患者周围环境后、进行无菌操作前、脱手套及隔离衣后，接触患者体液后，须立即洗手，或用快速手消毒剂擦手。

43. ABC 感染性休克的处理原则：①早期复苏，纠正低血容量；②纠正酸中毒；③控制原发病、控制感染，重症 1 小时内应用抗生素；④血管活性药物应用，首选去甲肾上腺素；⑤糖皮质激素应用；⑥维持重要脏器功能；⑦DIC 的防治。

44. ABCDE TPN 的成分包括：葡萄糖、脂肪乳（MCT/LCT）、氨基酸、谷氨酰胺、钠钾镁钙磷、维生素、微量元素、胰岛素。

45. ABCD 乳酸性酸中毒，是 ICU 中重症患者常见的 AG 酸中毒。乳酸性酸中毒见于多重临床状况，如脓毒症、脓毒性休克、低氧血症、局部组织缺血。乳酸是休克患者预后的标记物，也是脓毒性休克患者复苏治疗反应的标记物。

三、共用题干单选题

46. E 多器官功能障碍综合征（MODS）：是指多种急性致病因素所致机体原发病变的基础上，相继引发 2 个或 2 个以上器官同时或序贯出现的可逆性功能障碍。此患者食物中毒，无尿，天门冬氨酸氨基转移酶 1630 U/L，丙氨酸氨基转移酶 2050 U/L，血肌酐 720μmol/L。肝肾功能衰竭，系多器官功能障碍综合征。

47. B 患者食物中毒，呕血，肾功能衰竭，无尿，应开始肾替代治疗（CRRT）治疗，并积极保肝、补液、预防感染等治疗。肠内营养禁忌证包括有麻痹性肠梗阻，肠穿孔，上消化道出血，胃肠道出血。此患者呕血系上消化道出血，不需进行肠内营养。

48. C 患者治疗的基本目的是改善低氧血症，使动脉氧分压（PaO_2）达到 60～80mmHg，机械通气早期因严重的氧合障碍，可吸入纯氧治疗，待病情稍改善，根据血气结果及时调整呼吸机参数，尽可能保持吸氧浓度不超过 60%。由于 ARDS 发生后大量肺泡塌陷，肺容积明显减少，常规或大潮气量通气易导致肺泡过度膨胀和气道平台压过高，加重肺及肺外器官的损伤。小潮气量通气要求是 ARDS 病理生理结果的要求。小潮气量肺保护性通气（6ml/kg），如果气道平台压仍高于 30cmH_2O，则潮气量可逐渐降低至

4ml/kg。为限制气道平台压，有时不得不将潮气量降低，允许动脉血二氧化碳分压（$PaCO_2$）高于正常，$PaCO_2$7.20 接近 7.30。充分复张 ARDS 塌陷肺泡是纠正低氧血症和保证 PEEP 效应的重要手段。为限制气道平台压而被迫采取的小潮气量通气往往不利于 ARDS 塌陷肺泡的膨胀，而 PEEP 维持复张的效应依赖于吸气期肺泡的膨胀程度。而且肺复张有利于减少肺泡反复开放与萎陷所致的损害。实施俯卧位通气有利于改善通气血流比例，改善氧合。

49. A 支气管扩张病因：既往下呼吸道感染，特别是细菌性肺炎、百日咳、支原体及病毒感染（麻疹病毒、腺病毒、流感病毒和呼吸道合胞病毒等）。临床表现：慢性咳嗽，咳大量脓痰，反复咯血，肺部听诊可闻及湿啰音和干啰音。病变严重尤其伴有慢性缺氧、肺心病、右心衰的病人可出现杵状指和右心衰体征。结合题干中患者幼年曾患麻疹，主诉以及体征考虑支气管扩张并感染。

50. A 患者突发呼吸浅快、烦躁、胸闷，喉部作响，且咯血停止，考虑血块堵塞气道引起窒息。

51. C 窒息患者应针对病因及时对症治疗，解除气道梗阻，保持氧供。结合患者突发胸闷、喉部作响、咯血停止诊断为气道阻塞、窒息。应立即清理气道，保持呼吸道通畅，若无改善应立即气管插管机械通气。

52. C 患者突发意识障碍，首先考虑脑血管意外，故根据各种检查的特点，颅脑 CT 最为合理；颅脑 X 线片不能明确脑实质情况；脑血管造影，一般在颅脑 CT 后，怀疑脑血管瘤问题，才检验，因需要造影及检查时间较长，故不是首选；MR 检查时间较长，不适合危重急性患者；颅脑超声因颅骨存在，导致该项检测应用受限。

53. E 脑出血是指原发性脑内血管非外伤性破裂，血液流入脑实质内或脑室内形成血肿，一般均突然发病，因为脑出血的常见类型是基底节区出血，所以表现突然偏瘫，急性期头部 CT 见基底节区附近高密度影，为血肿的典型 CT 影像表现，有很高的诊断价值。该患者急性起病，脑干区高密度影像，首先考虑脑出血。故正确选项为脑干出血。

54. D 尿激酶为抗凝药物，会增加脑出血。

55. B 脓毒症是人体对感染反应失调导致的器官功能障碍综合征，主要表现为寒战、发热（或低温）、心慌、气促、精神状态改变等症状。常见于严重创伤或感染性疾病，感染会引起全身炎症反应。患者烧伤 10 天，实验室检查：创面分泌物细菌培养为耐甲氧西林金黄色葡萄球菌。局部感染明确，并出现寒战、发热（体温 > 38.3℃）炎症反应，故考虑为创面脓毒症。

56. C 在患者确诊为脓毒症后，早期清除感染病灶和使用有效的抗生素，需在 1 小时内尽快经验性静脉应用一种或多种广谱抗生素进行联合治疗，控制感染。由题干可知患者为耐甲氧西林金黄色葡萄球菌感染，可选用万古霉素治疗。

57. A 根据药敏结果为：耐甲氧西林金黄色葡萄球菌；目前治疗耐甲氧西林金黄色葡萄菌的药物，主要就是万古霉素和去甲万古霉素，不过在应用万古霉素治疗耐药金葡菌感染的过程中，金葡菌也对万古霉素逐渐产生耐药性。目前已经发现耐万古霉素的金葡菌，对于此类金葡菌感染可选用替考拉宁、利奈唑胺、达托霉素等。

58. A 题干信息提示该患者诊断消化道出血，低血容量性休克，急性肾功能不全，引起肾功能不全主要病因是肾前性因素造成。尿液浓缩，尿比重升高反映肾前性因素。

59. B 低血容量性休克都是由于心脏前负荷不足，导致心排血量减少，从而组织灌注减少。所以治疗低血容量性休克时及时补充循环容量是刻不容缓的治疗措施。应尽可能根据容量丢失的种类选择补充液体的种类。

60. E 肾前性少尿经补液后尿量增多，提示肾功能好转，尿量是最简单方便又实用的指标。

61. B 患者存在明确单一创伤病因，根据其临床表现，患者可能存在多解剖部位损伤有头颅损伤、胸腹部闭合型损伤和骨盆、右侧股骨中段骨折，且多部位致命伤，故考虑多发伤。

62. C 患者为严重多发伤，其临床特点之一为易并发创伤性休克，其原因包括失血、失液、低血容量，疼痛、神经内分泌等综合因素所致。

63. E 多发伤患者，首先应保持呼吸道通畅，氧疗必要时机械通气，建立循环通路，行液体复苏。该患者存在活动性出血，应予以局部止血处理，防止血容量进一步丢失；同时考虑患者存在右侧血气胸可能，应予以胸腔闭式引流缓解胸腔压力，同时观察胸腔活动性出血情况。

64. D ①患者多发伤，容易漏误诊，根据患者目前临床表现，必要的急诊检查包括床旁X线检查，胸部摄片以排除气胸或液胸，腹部平片检查可观察是否膈下游离气体初步排除空腹脏器穿孔可能，骨盆和腰椎检查发现骨折；②床边胸、腹部B超，明确腹腔内脏破裂出血和胸部液胸，方法简单快捷；③诊断性腹腔穿刺，简单有效，对病人生理干扰最小，根据穿刺液体性状可初步明确腹腔空腔、实质脏器破裂可能；④头颅CT检查明确有无颅内病变，如颅内血肿等。

65. C 经内科治疗患者目前存在活动性出血、休克，出血部位考虑为腹腔，应在抗休克同时积极行外科手术治疗，及时控制活动性出血。

四、案例分析题

66. AB 患者有糖尿病基础，出现甲沟炎，但未见坏疽，小腿未见病变累及，血压正常，尚无休克。因此考虑为左踇趾甲沟炎和2型糖尿病。

67. ABDE 患者左踇趾红肿破溃，可切开引流处理感染灶，之后需使用抗生素，考虑以革兰阳性菌引起感染可能性大，可选用大剂量青霉素。而对于糖尿病患者，平时血糖控制不佳，本次合并急性感染，是使用胰岛素的指征。另外患者高热，需使用退热药对症治疗。

68. ACDE 患者有糖尿病病史，本次在感染应激下出现进食减少、乏力，深大呼吸，首先考虑出现糖尿病急性并发症－酮症酸中毒；患者有明确感染灶，现出现血压降低，首先考虑感染性休克；血小板计数降低为重症感染所致，目前无明显出血倾向，暂不考虑DIC，但需进一步检查；患者尿量减少，在血压降低时常可合并肾功能不全，结合患者有休克、血小板降低、肾功能不全，存在多器官功能障碍综合征。

69. ABCDEF 急性肝衰竭患者因肝脏对胆红素的生物转化和排泄功能障碍，血清中胆红素升高引起皮肤、黏膜、巩膜及尿液发黄。患者全身皮肤及巩膜黄染，该患者应高度怀疑急性肝衰竭，应检查肝功能是否异常。凝血功能检查凝血酶原时间以及凝血酶原活动度是否异常，是目前最常用的估计肝细胞功能的指标之一。还应检查肝炎免疫看血清胆红素是否上升。患者神志朦胧，语无伦次，应检查腹部B超、CT及头部CT、脑电图排除脑血管神经疾病、门静脉高压及血栓、腹水的情况。

70. C 患者表现为黄疸、意识改变，血肝功能提示胆酶异常，凝血功能异常，脑电图异常，诊断考虑肝衰竭，患者急性起病，进展快，故考虑急性肝衰竭。

71. ABCF 目前常用的肝功能检测项目大致可分五大类，如反映肝脏合成功能的指标有血清白蛋白、前白蛋白、凝血因子和凝血酶原时间、脂蛋白、胆碱酯酶、磷脂酰胆碱等；反映肝脏排泄功能的指标有血清胆红素、血清胆汁酸、色素等；反映肝细胞损伤的指标有血清转氨酶、腺苷脱氨酶、乳酸脱氢酶、谷氨酸脱氢酶、乙醇脱氢酶等；反映胆汁代谢的指标有血清胆红素、胆汁酸、胆固醇、碱性磷酸酶、γ-谷氨酰转移酶等；反映免疫调节功能的指标有γ-球蛋白、免疫球蛋白等。

72. DF 急性肝衰竭患者易并发肾功能不全，表现为肌酐清除率<40ml/min，肾小球滤过率<10ml/min，血肌酐>133μmol/L，稀释性低钠血症（<130mmol/L），少尿（<400ml/d）或无尿（<100ml/d），称为肝肾综合征。大部分患者归因于功能性肾衰竭，另有部分患者归因于急性肾小管坏死，少数为肾前性氮质血症。其尿蛋白<500mg/d。

73. AD 肝衰竭的治疗包括一般支持治疗如休息，高碳水化合物、低脂、适量蛋白饮食，纠正水、电解质和酸碱平衡失调等；针对病因和发病机制的治疗，如抗病毒、停用肝损害药物，促进肝细胞生长，免疫调节等；并发症，如肝性脑病、肝肾综合征、脑水肿、感染、出血等治疗以及对上述治疗效果差的患者可行人工肝和肝移植。上述选项除输注复方氨基酸不利于纠正氨基酸代谢的紊乱，高蛋白饮食不利于肝性脑病的防治外，其余都是正确的治疗措施。

74. E 根据题意，该患者车祸造成蛛网膜下腔出血一天入院。入院两天后出现胃管引流出血性液体，可能原因是发生车祸引起颅内高压，出现胃部应激性溃疡出血。

75. AD 应激性溃疡（SU），又称应激性胃黏膜损伤，是指机体在各类应激状态下发生的急性消化道糜烂、溃疡等病变，甚至可导致消化道出血、穿孔，是肿瘤内、外科临床危重疾病的多见并发症。应激性溃疡为严重创伤、感染、烧伤、脑损伤、大手术、脓毒败血症与休克等危重疾病中发生的胃、十二指肠急性黏膜糜烂、溃疡及出血。应激性溃疡是急性浅表性溃疡，通常为多发性，最常发生于胃体与胃底部。在胃窦部与十二指肠较少见。

76. ACDF 此题考查车祸患者出血量增多导致的症状：低血压、少尿、意识模糊、心率加快。

77. F 胃液pH监测是观察和预防应激性溃疡的重要手段。根据pH监测结果，给予有效的抗酸剂，维持pH在6左右，可有效减少应激性溃疡出血的发生。同时，胃液pH还能反映胃黏膜的血液灌注与氧合状态，较其他传统的酶学、生化等指标变化更早，反应更敏感。

78. ABCEF 此题考查活动性出血的症状：反复呕吐血性物，肠鸣音活跃，血色素下降，心率加快，输液后尿量不增加，都表示着有活动性出血。

79. C 年轻女性患者，病因考虑应激性溃疡可能。三腔二囊管适用于肝硬化食管胃底静脉曲张破裂出血药物难控制的患者，其他选项都是消化道出血基本处理措施。

80. B 根据题意，该患者有胸闷、心悸的病史，突发胸闷、胸痛，随之意识丧失死亡，是心脏性猝死的典型表现。

81. BCDF 心脏骤停（CA）是指心脏射血功能突然终止，造成全身血液循环中断、呼吸停止和意识丧失。根据其机制可分为4种情况：心室颤动、无脉性室性心动过速、心脏静止和电机械分离，其中前两种被称为“可复律”心脏骤停。导致心脏骤停的病理生理机制最常见的为快速型室性心律失常（室颤和室速），其次为缓慢型心律失常或心脏停搏，较少见的为无脉性电活动（PEA）。

82. ABCDE 心脏骤停的生存率很低，抢救成功的关键是尽早进行CPR和尽早进行复律治疗。CPR分为三个层次：初级CRP、高级CRP及复苏后处理。心脏骤停发生后可按照以下顺序进行。①识别心脏骤停：首先需要判断患者的反应，快速检查是否没有呼吸或不能正常呼吸（停止、过缓或喘息）并同时判断有无脉搏（5~10s内完成）。确立心脏骤停诊断后，应立即开始初级心肺复苏。②呼救：在不延缓实施心肺复苏的同时，应设法（打电话或呼叫他人打电话）通知并启动急救医疗系统，有条件时寻找并使用自动体外除颤仪。③初级心肺复苏：即基础生命活动的支持（BLS），一旦确立心脏骤停的诊断，应立即进行。主要复苏措施包括人工胸外按压、开通气道和人工呼吸。其中人工胸外按压最为重要，心肺复苏程序为CAB。④高级心肺复苏：即高级生命支持（ALS），是在基础生命支持的基础上，应用辅助设备、特殊技术等建立更为有效的通气和血运循环。主要措施包括气管插管建立通气、除颤转复心律成为血流动力学稳定的心律、建立静脉通路并应用必要的药物维持已恢复的循环。需要注意的是，在行CPR同时应积极寻找并纠正心脏骤停的病因，如急性心肌梗死、心肌缺血、电解质紊乱及酸碱失衡等。⑤心肺复苏后的处理原则和措施包括维持有效的循环和呼吸功能，特别是脑灌注，预防再次心脏骤停，维持水、电解质和酸碱平衡，防治脑水肿、急性肾衰竭和继发感染等，其中重点是脑复苏。

83. ABDG 根据病史该患者符合风湿性心脏病，慢性心功能不全，急性左侧心力衰竭；患者存在发热重症肺炎不能排除。患者神志清且胸片不支持吸入性肺炎，自发性气胸；支气管哮喘无指征；该患者心悸、气促加重根据胸痛流程，应该急诊考虑排除急性心肌梗死引起心力衰竭。患者双肺散在湿啰音及哮鸣音，急性肺栓塞查体可见发绀、哮鸣音、局限性细湿啰音及胸膜炎和胸腔积液的相应体征。因此不能排除急性肺栓塞。

84. ABCDFHI 结合患者诊断，分别考虑进行检查；急性左侧心力衰竭：心脏彩色多普勒超声，心电图；重症肺炎：血常规，血气分析；急性肺栓塞：胸部CT，凝血+D-二聚体；急性心肌梗死：心电图，心肌酶。考虑到的疾病都不需要检查腹部B型超声和肺功能。

85. BCDFH 根据辅助检查，符合急性左心衰竭伴肺部感染诊断，暂不考虑心肌梗死及肺栓塞。患者存在感染需用抗生素治疗；急性左心衰竭治疗原则：①无创机械通气（NIV）是指不经人工气道进行的机械通气，包括持续气道正压通气和无创压力支持通气。与传统氧疗相比，NIV能减少呼吸窘迫的发生率和气管插管率，改善重症心衰患者的呼吸困难症状。②有创机械通气（IMV）指应用有创的方法（建立有创人工气道，如经鼻或经口气管插管或气管切开套管），通过呼吸机进行辅助呼吸的方法。能够快速缓解器官缺氧状态，纠正酸中毒、降低呼吸损耗，促进心肌缺氧的改善，对改善患者临床转归有较大的帮助。③利尿剂的合理使用是急性心衰治疗的关键，首选静脉使用袢利尿剂，如呋塞米、托拉塞米、布美他尼等，应及早应用，以改善症状。④西地兰属于洋地黄类药物，可轻度增加心排血量、降低左心室充盈压及改善症状。

86. ABDG 患者最可能能诊断考虑为急性重症胰腺炎，诊断依据为：①急性持续性上腹痛，向腰背部放射，伴恶心、呕吐，吐后腹痛不减；②查体有上腹部肌紧张，压痛，可疑反跳痛和腹水征及麻痹性肠梗阻症状；③血淀粉酶明显升高，白细胞数和中性比例增高；腹平片结果不支持肠穿孔和明显肠梗阻；④既往有胆结石史。尚需进一步鉴别的疾病包括：消化道急性穿孔、急性肠梗阻、慢性胆囊炎急性发作和急性阑尾炎。患者青年女性，腹痛起病，且存在腹部体征，急性心肌梗死可能性小。而泌尿系结石亦可以急性腹痛起病，但其放射部位以会阴部、大腿内侧为主，且常不伴发热，故不考虑。急性胃肠炎常以脐周疼痛为主，常无腹肌紧张，且肠鸣音常以亢进为主，故不考虑。

87. ABCDE 急性重症胰腺胃肠功能障碍病理机制复杂，主要包括：①腹腔大量渗出导致血容量减少，小肠血管强烈收缩，肠黏膜血供减少和缺血再灌注损伤致肠黏膜直接和间接损害，肠壁通透性增加；②肠梗阻：应激反应、腹膜后渗出和胰腺炎病变直接刺激腹腔神经丛，引起肠道动力障碍。炎症渗出液侵蚀肠管、大量毒素吸收等原因可导致肠麻痹、梗阻，致肠道菌群失调；③胆道梗阻致胆汁入肠道减少，肠黏膜屏障功能受损；④禁食和肠外营养致消化道运动障碍，消化液和内分泌激素减少，从而使肠黏膜萎缩；⑤炎症介质包括引起肠黏膜通透性增高，急性应激状高分解代谢，肠黏膜上皮细胞生长周期延缓，肠上皮修复延缓，肠黏膜萎缩；⑥其他：包括治疗药物抑制消化道动力，促进肠腔细菌过度生长等。

88. ABCDEF ①急性胃肠功能障碍主要表现为两大类：一是消化、吸收障碍及胃肠屏障功能障碍，如腹胀、腹泻、无法正常饮食、应激性溃疡及肠道细菌和毒素易位等；二是胃肠动力学障碍，如麻痹性肠梗阻，肠鸣音减弱等。②由于肠蠕动减弱或消失，致肠胀气、肠内容物积聚，肠麻痹使消化吸收功能障碍。③胃肠道不具备完整的消化和吸收功能，无法满足机体对营养物质和水的要求，即肠道营养不耐受。

89. ABDEF 目前急性胃肠功能障碍常用的诊断方法包括以下几个方面：胃肠黏膜内 pH（pHi）的测定，肠动力障碍的诊断及肠屏障功能障碍的诊断。急性胃肠功能障碍主要表现为两大类：一是消化、吸收障碍及胃肠屏障功能障碍，如腹胀、腹泻、无法正常饮食、应激性溃疡及细菌易位等；二是胃肠动力学障碍，如麻痹性肠梗阻，肠鸣音减弱等。肠黏膜屏障通透性测定是反映肠黏膜屏障功能的重要指标，临床上主要是指分子量大于 150 道尔顿的分子物质对肠道上皮的渗透性能。内毒素是革兰阴性菌细胞壁的脂多糖成分，当机体肠黏膜屏障功能下降时，肠道内细菌或内毒素向肠腔外迁移，血浆内毒素含量可增高。

90. ABDEF 胰腺炎时肠道细菌进入胰腺及胰周坏死组织的途径尚不十分清楚，可能以下列几种途径为主：血液循环途径，细菌移位即细菌穿透肠壁后进入胰腺，腹水途径，淋巴途径，通过胆道系统或经十二指肠进入主胰管以及腹膜等途径。

91. ABDE 胆石症、肠梗阻、急性胰腺炎和胃肠道穿孔均可引起血淀粉酶升高，但除急性胰腺炎外，淀粉酶升高一般均不超过2倍。

92. BCDE 血、尿淀粉酶升高为诊断急性胰腺炎的重要指标，但其升高程度不能反映急性胰腺炎严重程度，发热为急性胰腺炎临床表现；重症胰腺炎患者常肋腹部及脐周出现紫色瘀斑，出现血钙代谢异常，严重时并发血氧分压下降、呼吸功能不全、少尿或无尿、肾衰竭等脏器功能受损表现。

93. ABCDE 钙皂斑、胰腺腺泡细胞及脂肪坏死、血管出血、坏死灶外周大量炎性细胞浸润、脓肿和假性囊肿或瘘管形成、静脉炎、淋巴管炎和血栓形成均符合重症胰腺炎病理学改变，胰腺间质充血、坏死和炎症细胞浸润，无或少量腺泡坏死，血管变化不明确为急性水肿型胰腺炎病理改变。

94. ADEFG 重症胰腺炎采取的综合治疗措施包括：①液体复苏：由于血管内液体大量丢失至第3间隙，加上呕吐、禁食等因素，往往存在循环内血容量的显著降低。积极的静脉液体补充对于纠正低血容量至关重要。低血容量可累及胰腺微循环，也是坏死性胰腺炎发生的主要原因。②早期抗生素治疗：大多SAP起病时为无菌性炎症，文献报道胰腺感染的发生高峰时间为14d左右，因此，早期应用抗生素的目的不是治疗而是预防胰腺感染。③营养支持：重症急性胰腺炎（SAP）早期的代谢特点主要表现为，静息能耗（REE）增加（可达1.5倍），出现高分解代谢，患者很快出现严重负氮平衡和低蛋白血症。肠内营养能维护肠道结构和肠黏膜屏障的完整性，从而有助于降低感染性并发症发生率、缩短住院时间及降低病死率。④加强全身支持治疗，维护脏器功能和内环境稳定。

95. ABCD 急性重症胰腺炎常因腹腔和腹膜后因素致腹腔压力增加，导致腹腔间室综合征可能，其相关因素包括：大量液体复苏、肠功能障碍和肠梗阻、腹腔和腹后大量液体渗出、腹腔出血等，消化道出血并不直接增加腹腔压力，而中心静脉压升高常是腹腔间室综合征的后果。

96. ABCDF 患者既往有哮喘病史，不规律用药，并出现哮喘急性发作（重度）的临床表现，故目前考虑支气管哮喘急性发作。但对于该老年患者，AECOPD、肺栓塞、气胸和急性心肌梗死引起的心力衰竭均可出现突发呼吸困难，必须加以考虑与鉴别。

97. BDEF ①患者突发呼吸困难，通过心电图检查，可以了解患者心律是否存在过快、过慢的情况，以及心律是否异常、心电图曲线是否异常等问题。②床旁X线胸片主要是检查肺部，可以看看有没有明显的气胸、纵隔气肿、肺不张或肺炎等临床表现。③血气分析是了解患者的缺氧程度，看是否形成了呼吸衰竭。④做心肌酶谱检查，主要是为了排查一些心脏相关疾病。

98. ABCDE 患者休息状态下也存在呼吸困难，端坐呼吸；说话受限，只能说字，不能成句。常有烦躁、焦虑、发绀、大汗淋漓。呼吸频率常>30次/分钟，辅助呼吸肌参与呼吸运动。双肺满布响亮的哮鸣音，心率>120次/分钟。$PaO_2<60mmHg$，$PaCO_2>45mmHg$，$SpO_2\leqslant 90\%$，PH<7.35。使用激动药后PEFR或$FEV_1<50\%$正常预计值或本人平时最高值，或<100L/分钟，或疗效<2小时。PEF昼夜变异率>30%。除上述重度哮喘的表现外，危重哮喘患者还表现为：不能讲话，嗜睡或意识模糊，呼吸浅快，奇脉，胸腹矛盾运动，三凹征，呼吸音减弱或消失（沉默肺），心动徐缓，动脉血气表现为严重低氧血症和呼吸性酸中毒，患者呼吸可能很快停止，于数分钟内死亡。

99. ABCEF 重症哮喘需要进行的治疗为：1. 氧疗：为尽快改善患者的缺氧状态，立即经鼻导管或鼻塞吸入较高浓度的氧气（4～6L/min）。2. 补液：积极补液对于纠正脱水，改善循环，湿化气道，促进排痰，增加通气，减轻缺氧有着至关重要的作用。3. 解痉平喘：①糖皮质激素：目前认为对重症哮喘发作应及早全身应用糖皮质激素与支气管舒张剂作联合治疗。两者联合使用可以达到即时舒张支气管平滑肌，继而控制气道变应性炎症的作用。②β_2受体激动剂：β_2受体激动剂是有效的支气管扩张剂，广泛用于哮喘的临床治疗。③茶碱类：茶碱类药物是一类非选择性磷酸二酯酶抑制剂，不仅有扩张支气管的作用，还具有弱的免疫调节和抗炎作用，可减轻持续性哮喘症状的严重程度，减少发作频率。4. 抗生素：重症哮喘发作后由于黏液痰栓的阻塞导致痰液引流不畅，同时大剂量应用糖皮质激素导致机体免疫力下降，加之茶碱等药物对中性粒细胞趋化作用的抑制，患者极易并发感染。大环内酯类抗生素对哮喘患者具有调控变态反应、抗气道炎症、节约类固醇等作用。5. 掌握重症哮喘的机械通气适应证十分重要。机械通气连接人－机的方式有两种：无创通气和有创通气。①无创通气：正确地使用无创通气技术，可为不需要马上插管或拒绝插管的患者提供一种短期的通气支持，从而减轻呼吸功负荷，缓解呼吸肌疲劳，为平喘药物治疗发挥作用争取时间。②有创通气：患者早期机械通气时通气量的调节原则是低通气、慢频率、长呼气。

100. CE 重症哮喘机械通气时的参数选择应为：根据自主呼吸情况选择通气模式，潮气量6～10ml/kg，PEEP设定应遵循以下原则，所加PEEP小于内源性PEEP；而气道高阻力患者需要延长呼气时间；可以使用镇静药减少人机对抗但不推荐使用肌松药。

全真模拟试卷（五）答案解析

一、单选题

1. C 患者急性起病，症状表现为呼吸道感染症状，需拍胸片明确有无肺部感染。

2. C 感染性休克患者应用去甲肾上腺素未发现减少肾血流的不良反应，疗效优于多巴胺。因此，2012 年美国“感染性休克指南”和欧洲重症医学年会均建议去甲肾上腺素作为首选血管活性药物，如需要更多缩血管药才能维持足够血压时，用肾上腺素，同时可增加血管加压素（0.03U/min）。

3. E 选择性胃肠道脱污染是通过局部使用抗生素杀灭口咽部和胃肠道的条件致病需氧微生物，避免其移行和易位，切断医院感染的内源性感染途径，对外伤和高危外科手术患者可用于预防呼吸机相关性肺炎的发生。H_2受体阻滞药有提高胃液 pH 的作用，当胃内 pH >4，胃内 G^-过度生长，而胃内细菌是呼吸机相关性肺炎的重要来源。

4. E Swan - Ganz 气囊漂浮导管是进行肺动脉压（PAP）和肺毛细血管楔压（PCWP）测量的工具。适用于心肌梗塞、心力衰竭、心血管手术；肺栓塞、呼吸功能衰竭；严重创伤，灼伤，各种类型休克；嗜铬细胞瘤及其它内外科危重病人。

5. B 体重下降 10% ~20%，血清白蛋白 30 ~35g/L，血清转铁蛋白 1.50 ~1.75g/L，淋巴细胞总数（1.2 ~1.7）× 10^9/L，上臂肌围 >80%，是轻度营养不良的指标。

6. C 大量利尿易造成脱水，补液量应相当于每日尿量 1/2 ~1/3。

7. A 肺炎克雷伯菌病变呈大叶或小叶分布或二者兼有。首先为渗出和实变，继而血管栓塞致组织坏死，有空洞或多发性脓肿形成。X 线征象表现为大叶实变或小叶浸润和脓肿形成。若病灶为右上叶实变，因其渗出物稠厚且比重高，常使水平叶间裂呈弧形下坠，有病原学提示和诊断价值。肺炎克雷伯菌肺炎起病突然。部分患者有上呼吸道感染前驱症状。主要症状为寒战、发热、咳嗽、咳痰和呼吸困难等。痰液无臭、黏稠，痰量中等，由血液和黏液混合而呈现砖红色，被认为本菌肺炎的特征。

8. D 常温下心脏停搏 20 秒钟，大脑的氧储备即耗尽，患者意识丧失。若停搏持续，糖原和 ATP 储存也在 4 ~6 分钟以内丧失殆尽。血液循环停止 5 ~8 分钟即可发生不可逆性脑损害。

9. C 患者既往有 COPD 及冠心病史，出现血压增高、呼吸困难，后神志改变，需除外肺性脑病，应立即行血气分析检查明确。

10. C 全肠外营养又称肠道休息疗法，可减轻食物对病变黏膜的损伤和刺激作用，有利于黏膜愈合和再生，同时停止摄食还可减少胃肠道和胰腺分泌，减少肠道细菌数量。凡是长时间（ >7d）不能进食或不能经肠内途径摄取营养的患者，由于严重胃肠道功能障碍或不能耐受肠内喂养而需营养支持者均需要考虑肠外营养。①胃肠道梗阻，胃肠道吸收功能障碍（短肠综合征，广泛小肠切除 >70% ~80%；

小肠疾病，如免疫相关性肠病、肠缺血、多发肠瘘，肠炎；严重腹泻、顽固性呕吐 >7d）。②大剂量放化疗后或接受骨髓移植患者，中度重症或重症急性胰腺炎，严重营养不良伴胃肠功能障碍，高分解代谢状态。③大手术创伤和复合性外伤，中度应激状态，肠瘘，肠道炎性疾病，妊娠剧吐或神经性拒食，需接受大手术或强烈化疗的中度营养不良患者，入院后不能建立充足的肠内营养患者，炎性粘连性肠梗阻患者。④胆囊造瘘术后患者可少吃多餐，禁止食用辛辣、刺激及生冷、油腻的食物，以清淡、易消化饮食为主，不需要肠外营养。

11. B 把脑电的双频谱分析的参数与其他一些脑电图参数结合，并进行数学运算，最后形成以 0 ~ 100 之间数据表示的双频指数，由小到大相应代表深度意识抑制和清醒状态。85 ~ 100：正常状态，65 ~ 85：镇静，40 ~ 65：合适的全麻深度，30 ~ 40：深度睡眠，0 ~ 30：爆发抑制。

12. A 急性缺氧伴二氧化碳潴留为Ⅱ型呼吸衰竭的临床表现。患者急性缺氧时呼吸加快使吸入气中 CO_2 含量过高，导致的血浆 H_2CO_3 浓度增高，出现呼吸性酸中毒。二氧化碳潴留临床表现主要是因影响了心肌收缩力、呼吸肌收缩能力、颅内压增高。在心血管系统方面表现为心率增快、多汗、球结膜水肿等；神经系统方面可表现为头痛、反应迟钝、嗜睡，甚至神志不清、昏迷；扑翼样震颤是二氧化碳潴留的特征性体征。

13. C 呼吸衰竭的血气诊断标准为静息状态下海平面吸空气时动脉血氧分压（PaO_2）60mmHg（1mmHg = 0.133kPa）伴或不伴动脉血二氧化碳分压（$PaCO_2$）增高 50mmHg。

14. E 在应激状态下，蛋白分解增加及蛋白血管外渗能迅速导致低蛋白血症，影响血清白蛋白水平在营养评定中的意义。

15. B 溺水的临床表现：①轻度溺水，神志可清楚，暂时屏住呼吸，此时可吸入少量水分，发生呛咳。②中度溺水，常在溺水后 1 ~ 2 分钟发生，大量水分进入呼吸道引起窒息，在此期间产生反射性喉头痉挛，导致声门紧闭。③重度溺水，常在溺水后 3 ~ 4 分钟后发生，病人面部肿胀、青紫、双眼充血、口腔及鼻腔充满血性泡沫，腹部肿胀，可有抽搐、心律不齐，严重者心跳呼吸骤停。从发生淹溺到临床死亡一般只需 4 ~ 7 分钟。海水对呼吸道和肺泡有化学性刺激作用。肺泡上皮细胞和肺毛细血管内皮细胞受海水损伤后，大量蛋白质及水分向肺间质和肺泡腔内渗出，引起急性非心源性肺水肿。污水淹溺多伴发肺部感染。

16. C 循环功能障碍病理生理变化目前主要有三个学说：微循环学说、氧代谢学说、炎症反应与多器官功能衰竭学说。

17. E 一般以成年人在海平面标准大气压下，静息和呼吸室内空气时，动脉血氧分压低于 60mmHg 作为诊断的标准。

18. B 心力衰竭并发快速心室率性房扑或房颤时，静脉快速洋地黄制剂，通过减慢控制心室率和正性肌力等作用，迅速缓解心力衰竭，纠正血流动力学异常。

19. A Ⅱ型呼吸衰竭常有二氧化碳潴留，$PaCO_2$上升，机体代偿，出现 HCO_3^- 增加，pH 保持正常，成为代偿性呼吸性酸中毒。

20. E 失水的诊断需根据病史和相应的实验室检查，高渗性失水除尿崩症外，常伴有尿比重、血红蛋白、平均血细胞比容、血钠（>145mmol/L）和血浆渗透压均升高（310mOsm/L），严重者可出现酮症、代谢性酸中毒和氮质血症；等渗性失水血钠、血浆渗透压正常，尿量少，尿钠降低或正常；低渗性失水血钠（<130mmol/L）和血浆渗透压（280mOsm/L）降低，至病情晚期尿少，尿比重低，尿钠减少，血细胞比容、红细胞、血红蛋白和尿素氮均增高，血尿素氮/肌酐（单位均为mg/dl）比值>20∶1。等渗性失水和低渗性失水均可能出现尿钠降低。

21. A 代谢性酸中毒的病因包括：①H^+产生过多、排除受阻，如腹膜炎、休克、高热、长期不能进食，急性肾衰竭；②HCO_3^-丢失过多，如腹泻、肠瘘、胆瘘、胰瘘等。持续胃肠减压引起H^+丢失过多，是引起代谢性碱中毒的病因。

22. A 肾上腺危象时，肾上腺素、醛固酮分泌减少，因正常的ACTH反馈机制受到抑制，因此导致血清ACTH升高。

23. E 多脏器功能障碍评分的不足有：只反映6个常见器官功能，每个器官功能仅有1个指标。MODS评分包括：氧合指数、血小板计数、血清总胆红素、血清肌酐。

24. E 题干信息符合甲状腺危象的表现，治疗原则是积极纠正严重的甲状腺毒症，包括抑制甲状腺激素合成，抑制已合成甲状腺激素的释放，拮抗甲状腺激素在外周的作用，和防治基础疾病和诱发因素。重症患者保护应给予机体脏器支持，并防治器官功能衰竭。1. 抗甲状腺药物治疗：（1）抑制甲状腺激素合成类首选丙硫嘧啶（PTU）或甲巯咪唑（他巴唑）（MMI）。（2）减少甲状腺素激素释放类包括：①碘剂：常用口服复方碘溶液（Lugol液）；②锂剂：对碘过敏者，可改用碳酸锂0.5～1.5g/d，分3次口服。2. 拮抗甲状腺激素对周围组织的反应：（1）β_2肾上腺素能阻滞药，常用药物有：普萘洛尔。（2）皮质激素，皮质激素的用量相当于氢化可的松200～300mg/d。（3）利舍平和胍乙啶。（4）其他：包括血浆置换和透析疗法，均可迅速有效降低循环中甲状腺激素水平，减低全身反应。

25. B 呼吸性碱中毒的治疗包括：①治疗原发病；②降低患者的通气过度；③用呼吸面罩增加呼吸道无效腔，减少二氧化碳呼出和丧失；④吸入含5%二氧化碳的氧气，达到对症治疗的作用；⑤有手足搐搦者可静脉适量补给钙剂以增加血浆Ca^{2+}。鼓励患者深快呼吸会加重通气过度。

二、多选题

26. ABC ARDS大多数于原发病起病后72小时内发生，几乎不超过7天，在肺初受损的数小时内，可无呼吸系统症状。除原发病的相应症状和体征外，最早出现的症状是呼吸增快，并呈进行性加重的呼吸困难、发绀，常伴有烦躁、焦虑、出汗等。其呼吸困难的特点是呼吸深快、费力，病人常感到胸廓紧束、严重憋气，即呼吸窘迫，不能用通常的吸氧疗法改善，亦不能用其他原发心肺疾病（如气胸、肺气肿、肺不张、肺炎、心力衰竭）解释。早期体征可无异常，或仅在双肺闻及少量细湿啰音；后期多可闻及水泡音，可有管状呼吸音。

27. ABCDE 肺动脉楔压（PAWP）<8mmHg（1mmHg = 0.133kPa），精神状态改变，皮肤湿冷，中心静脉压（CVP）<5mmHg，收缩压下降（<90mmHg或较基础血压下降>40mmHg）均是休克早期的表现有助于创伤性休克的早期诊断。

28. AB 急性肺动脉栓塞的临床分型包括：大面积肺栓塞、次大面积肺栓塞和非大面积肺栓塞。

29. ACE 正常人动脉血乳酸在0.1～1mmol/L。氧输送的正常参考值是550～650ml/min。动脉血氧含量在150～230ml/L。

30. ABCDE 血小板的输注指征为：①当输入约相当于2倍的浓缩红细胞时，应保持血小板计数 $>50\times10^9/L$；②对于急性失血的患者一般认为血小板不低于 $50\times10^9/L$；③对于复合外伤或多发伤，建议血小板达 $100\times10^9/L$ 以上；④目前指南推荐大手术前血小板须 $\geq50\times10^9/L$；⑤活动性出血患者 PLT 须 $\geq75\times10^9/L$；⑥神经外科手术患者 PLT 须 $\geq100\times10^9/L$。

31. ABCD 急性呼吸窘迫综合征简称ARDS，是临床上比较严重的呼吸系统疾病，通常发病迅速，早期的患者可表现为呼吸加快，继而出现憋气、呼吸困难等症状。诊断的生理学指标包括：存在低氧血症，无论呼气末正压有多大，在无心肺血管疾病（或已纠正）情况下，氧合指数（PaO_2/FiO_2）$\leq$ 200mmHg（1mmHg = 0.133kPa），肺泡－动脉氧分压差 > 26.7kPa，肺动脉楔压 < 2.4kPa，总呼吸顺应性 $\leq$ 50ml · 0.098kPa^{-1}。

32. ABCDE 对于妊娠 < 34 周的患者，一旦出现胎儿宫内窘迫及孕妇情况迅速恶化，则必须立刻终止妊娠，这些指征包括：无法控制的高血压，血压 > 160/110mmHg，无法改善或逐渐恶化的临床症状，如持续恶化的肾衰竭，严重腹腔积液、胎盘早剥、少尿，肺水肿或子痫。

33. ABCE 肝功的检验指标有：谷丙转氨酶（ALT）：0 ~ 40μ/L；谷草转氨酶（AST）：0 ~ 40μ/L；碱性磷酸酶（ALP）：30 ~ 90U/L；谷氨酰转肽酶（GGT）：< 40U；总蛋白（TP）：60 ~ 80g/L；白蛋白（A）：40 ~ 55g/L；球蛋白（G）：20 ~ 30g/L；白蛋白（A）/球蛋白（G）：1.5 ~ 2.5∶1；总胆红素：1.71 ~ 17.1μmol/L（1 ~ 10mg/L）；间接胆红素：1.7 ~ 13.7μmol/L；直接胆红素：1.71 ~ 7μmol/L（1 ~ 4mg/L）；甲胎蛋白（AFP）。

34. AC 肝移植术后肝细胞得到血流供应，表现为高排低阻，并且高氧输送。

35. ABCDE 医院获得性感染包括医院获得性肺炎/呼吸机相关性肺炎（HAP/VAP）、导管相关性血流感染（CRBSI）、导尿管相关性尿路感染（CRUTI）、腹腔感染、皮肤软组织感染或手术切口感染等，常由耐药菌所致，尤其是ICU患者，常并发VAP、CRBSI、CRUTI，且可能系多重耐药（MDR）菌甚至泛耐药（PDR）菌感染，给治疗带来极大的困难，造成医疗资源的浪费和患者病死率的增加，应引起大家的高度重视。

36. AD 脑梗死溶栓的禁忌证：①既往有颅内出血，包括可疑蛛网膜下腔出血；近3个月有头颅外伤；近3周内有胃肠或泌尿系统出血。②近2周内进行过大的外科手术；近1周内有在不易压迫止血部位的动脉穿刺。③近3个月有脑梗死或心肌梗死病史，但陈旧小腔隙未遗留神经功能体征者除外。④严重心、肾、肝功能不全或严重糖尿者。⑤体检发现有活动性出血或外伤（如骨折）的证据。⑥已口服抗凝血药，且国际标准化凝血酶原时间比值（INR）> 1.5；48h内接受过肝素治疗［活化部分凝血活酶时间（APTT）超出正常范围］。⑦血小板计数 $<100\times10^9/L$，血糖 < 2.7mmol/L。⑧血压：收缩压 > 180mmHg，或舒张压 > 100mmHg。⑨妊娠。⑩不合作。

37. ABCDE 肺栓塞的胸部X线片可表现为：①肺动脉高压征象，肺动脉段突，肺门动脉扩张，外围分支纤细，呈截断现象。右心房、室增大。②肺栓塞征象，区域性肺血管纹理变细、稀疏或消失，肺野透亮度增加。肺野局部浸润性阴影。肺不张或膨胀不全。③肺梗死可见尖端指向肺门的楔形阴影。④胸膜改变，患侧横膈抬高；有时合并少至中量胸腔积液征等。

38. BCD 补液本身应非常慎重，需具备基本的血流动力学监测条件，否则过多过快的补液反而会造成机械通气时间延长、腹内压增加其本身就是AKI的危险因素。每日补液量应根据患者处于急性肾损伤的不同时期（少尿期、多尿期）进行个体化调整。需密切监测患者肾功能、血流动力学、组织器官灌注情况及总体病情变化，及时调整液体平衡。补液的种类可以是晶体液（等渗或低渗）、胶体液或其他合成类胶体液。

39. ABCDE 躁动、谵妄、自主呼吸与呼吸机对抗，气管切开前准备、急性心功能不全均是ICU中镇静、镇痛的适应证。

40. ABD 因颅内高压刺激第四脑室底部及延髓呕吐中枢所致。呕吐与饮食无关，可清晨即吐，不伴恶心，呕吐后可进食。婴幼儿无其他诱因的频繁呕吐，多提示第四脑室或后颅凹存在占位性病变。

41. CDE 患者右半结肠切除术后，需要给予营养支持，应选择肠外营养，从静脉内供给营养作为手术前后及危重患者的营养支持，为人体提供所需要的营养元素，包括人体需要的7大营养元素，即碳水化合物、氨基酸、脂肪乳、维生素、微量元素、电解质、水，容易达到早期营养供给目标。因为延迟的肠内营养补充将导致累积能量负债加重，留住重症监护病房时间因此延长。右半结肠切除术后一般会导管引流，导管相关性感染是肠外营养常见并发症。

42. ACDE 实验室检查：①凝血时间和凝血因子：DIC患者凝血因子水平降低，与消耗、肝功能障碍或维生素K缺乏等合成减少。50%～60%的DIC患者实验室检查凝血酶原时间（PT）和活化部分凝血活酶时间（APTT）延长。但接近50%的DIC患者PT和APTT正常或缩短，原因是循环中存在活化的凝血因子如凝血酶或FⅩa，后者加速凝血酶生成，促进凝血。②血小板：广泛血栓形成导致的血小板消耗是血小板减少的主要因素，因此血小板减少间接反应凝血酶的持续生成。③纤维蛋白原：DIC早期即弥散性微血栓形成期，血液处于高凝状态，血液凝固时间缩短。后期继发纤溶为主，血液呈低凝状态，凝血时间延长。因此实验室检查结果可出现纤维蛋白原正常。

43. ABDE 消化道穿孔一经诊断即应当开始抗生素治疗。抗生素应当覆盖肠杆菌属和厌氧菌，如头孢类抗生素＋甲硝唑。如果患者已经长期使用抗生素、抑酸药物、肠外营养、血透治疗、免疫抑制治疗，或已有真菌定植，在穿孔发生后，应当在抗生素治疗的基础上，联合使用抗真菌药物。感染控制3～7d可停用抗生素，连续2周未培养出真菌可停用抗真菌药物。

44. ACE 非心源性肺水肿的原因有很多，例如甲亢，贫血等高循环代谢疾病，肺部疾病引起肺毛细血管通透性增加即可引起。心源性肺水肿主要是肺静脉血液淤积所导致。两者相比，前者常见。一旦出现肺水肿，患者处于缺氧状态，立刻行高流量吸氧，乙醇不但可以祛痰，还可以改善肺功能，正压通气可以在呼气末增加肺泡内压力，有助于通气。吗啡是对中枢高度抑制性的药物，患者本身呼吸困难用吗啡后会更加困难。

45. ABCDE 慢阻肺的短期治疗目标在于改善症状、减少或清除细菌负荷、减轻支气管炎症反应以及尽早恢复。长期治疗目标为延长急性发作间隔时间、减慢肺功能下降速度、减缓COPD进展、提高患者生活质量以及降低社会经济负担。

三、共用题干单选题

46. A 患者为老年男性，平时有冠心病病史，本次加重，入院查心肌酶谱升高，心电图提示前壁、前间壁心肌梗死，诊断明确。急性心肌炎多见于年轻人，有明确感染史。

47. B 心室颤动、PEA、窦性静止均为心搏骤停的心电图改变。心室颤动为QRS－T波群消失，代之以形态不同、大小各异、极不整齐的图形。

48. D 患者此时应紧急采取电除颤，即非同步电复律治疗，选用同步电复律则无法分辨没有明确的QRS的波形，易复律失败，心室扑动、心室颤动均采取非同步电复律。复律后采用利多卡因静滴，减少室性心动过速复发。

49. B 对室性心动过速的治疗包括终止发作和预防复发，终止室性心动过速：有血流动力学障碍者立即同步电复律，情况紧急（如发生晕厥、多形性室性心动过速或恶化为心室颤动）可非同步转复。药物复律需静脉给药，胺碘酮静脉用药安全有效；利多卡因会加重心功能不全。预防复发：可以排除急性心肌梗死、电解质紊乱或药物等可逆性或一过性因素所致的持续性室性心动过速是ICD的明确适应证。

50. C 同步电复律操作为：电极板分别放置在心尖和右胸第2肋间部位，务必使电极板紧贴胸壁避免有空隙。将除颤器充电，室上性心动过速100J左右（心房扑动50～100J，心房颤动100～150J，室性心动过速200J），若1次复律不成功可重复进行或稍增加电量，直至复律3次或电量达300J为止。患者心电图示室性心动过速，因此电除颤波电量应选择200J。

51. E 根据病史，患者为急性广泛前壁心肌梗死，伴有心房颤动，心脏电复律与电除颤的并发症包括：诱发各种心律失常，急性肺水肿，低血压，体循环栓塞，肺动脉栓塞，心肌酶谱升高，皮肤烧伤。患者既往有心房颤动病史，更加重了存在栓子脱落可能，结合患者出现口齿不清，左侧肢体乏力，肌力Ⅰ级，考虑为脑栓塞可能。

52. D 目前认为肠功能障碍可分为3型：①功能性小肠长度绝对减少型，如短肠综合征；②小肠实质广泛损伤型，如放射性肠炎、炎性肠病所致肠功能障碍、各种原因所致肠外瘘、肠梗阻；③以肠黏膜屏障功能损伤为主伴消化吸收功能障碍，如严重创伤、出血、休克所致的肠功能障碍。

53. C 重症患者胃肠功能障碍的常见原因有腹腔内感染、出血，电解质紊乱，肠道菌群紊乱，颅内压增高，镇静剂、抗胆碱类等药物使用，创伤、脓毒症性肠系膜血流减少等。一般情况下肠内营养对维持正常的胃肠功能发挥重要作用，可以减少（减轻）肠功能障碍的发生。

54. E 肠黏膜结构改变，如上皮细胞脱落，细胞间紧密连接松弛，肠道通透性增加；肠系膜血流减少，肠黏膜缺血、缺氧；消化酶活力减弱；肠黏膜水肿；菌群紊乱等，均是重症患者发生胃肠功能障碍的病理基础。

55. E 根据患者病情诊断急性肝功能不全明确，患者神志不清最大可能是肝性脑病所致，另需排除凝血功能障碍所致脑出血或继发颅内感染等。肝活检无论对哪种病因所致神志不清均无帮助作用。

56. A 根据患者急性严重肝功能损害，诊断考虑急性肝衰竭，病因可能与服用镇痛药有关。病毒、药物或毒素引起者，肝细胞广泛性坏死，病变呈弥散性分布，整个肝小叶肝细胞坏死，网状支架塌陷，残存肝细胞肿胀变性伴有淤胆，汇管区炎性细胞浸润，极少数可表现为多发局灶性肝细胞坏死。

57. B 原则上终末期肝病用现有办法

治疗无效且无手术禁忌证者应考虑肝移植。而人工肝治疗是肝脏支持替代治疗手段，目的是延长患者的生存时间，促进残存肝细胞再生、肝功能恢复，或为患者赢得等待肝供体的时间。

58. B 革兰阴性杆菌脓毒症：常为大肠杆菌、铜绿假单胞菌、变形杆菌引起，多见于胆道、尿路、肠道和大面积烧伤感染时。它们的内毒素可以引起血管活性物质的释放，使毛细血管扩张，管壁通透性增加，血液淤滞循环内，并形成微血栓，以致循环血量减少，细胞缺血、缺氧而发生感染性休克，常继发于革兰阴性杆菌为主的感染。感染性休克也称为脓毒性休克，被定义为感染引发的一种全身炎症反应综合。临床特点是一般以突然寒战开始，发热呈间歇热，严重时体温不升或低于正常。有时白细胞计数增加不明显或反见减少。休克发生早，持续时间长。患者四肢厥冷，出现发绀、少尿或无尿，多无转移性脓肿。因此患者考虑为革兰染色阴性杆菌脓毒症性休克。

59. C 革兰阳性球菌脓毒症：主要致病菌是金黄色葡萄球菌，它的外毒素能使周围血管麻痹、扩张。多见于严重的痈、急性蜂窝织炎、骨与关节化脓性炎症时，有时也发生在大面积烧伤感染时。临床特点：一般无寒战，发热呈稽留热或弛张热。患者面色潮红，四肢温暖，常有皮疹、腹泻、呕吐，可出现转移性脓肿，易并发心肌炎。发生休克的时间较晚，血压下降也慢，但患者多呈谵妄和昏迷。

60. D 急性梗阻性化脓性胆管炎典型表现是雷诺五联征：右上腹痛、寒战高热、黄疸、休克和精神症状。

61. C 轻度代谢性酸中毒可无明显症状。重症病人可有疲乏、眩晕、嗜睡，感觉迟钝或烦躁。最明显的表现是呼吸加快加深，典型者称为 Kussmaul 呼吸。酮症酸中毒者呼出气带有酮味，病人面颊潮红，心率加快，血压常偏低。可出现腱反射减弱或消失、神志不清或昏迷。病人常有轻微腹痛、腹泻、恶心、呕吐、胃纳下降等胃肠道症状。根据病人有严重腹泻、肠瘘或休克等病史，又有深而快的呼吸，即应怀疑有代谢性酸中毒。动脉血气分析及血生化检测可以明确诊断，并可了解代偿情况和酸中毒严重程度。题干中患者腹泻 10 余天，并伴有呼吸深快，心率增快，神志不清，符合代谢性酸中毒的诊断依据及临床表现。

62. D 根据血气结果，pH 7.26 偏酸，$HCO_3^- < 21mmol/L$，为代谢性酸中毒，代酸 $PaCO_2 = 1.5 \times HCO_3^- + 8 \pm 2 = 27.5 \pm 2 = 25.5 \sim 29.5mmHg$；患者 $PaCO_2 \leqslant 25.5mmHg$，在代偿范围之下，故存在呼吸性碱中毒。

63. A 代谢性酸中毒合并呼吸性碱中毒的血气表现为 pH 可正常，HCO_3^- 明显下降，BE 负值增大，AB < SB，$PaCO_2$明显下降，血氯及 AG 均增高。

64. C 严重酸中毒危及生命，则要及时给碱纠正，可使用碳酸氢钠或乳酸钠补充 HCO_3^-；但对于低灌注引起高乳酸血症的患者，不能选用乳酸钠补碱。

65. B 不宜纠酸过快，否则易使代偿性呼吸增快被抑制，$PaCO_2$增加，因 CO_2透过血－脑屏障较 HCO_3^- 快速，可导致反常性脑细胞酸中毒，pH 升高过快，使氧离曲线左移，组织供氧减少，加重组织缺氧。

四、案例分析题

66. AE 根据题干患者表现、体征和检查血气分析结果诊断符合慢性阻塞性肺疾病急性加重、肺部感染。二者临床表现为：①慢性阻塞性肺疾病急性加重：呼吸困难加重、脓性痰增加、痰量增加。伴右侧心力衰竭者可见下肢水肿。叩诊呈过清音，心浊音界缩小，肺肝界降低。②肺部感染：呼吸困难，并进行性加重，会出现呼吸频率增快，心动过速等症状。出现唇和指甲发绀，有的患者两肺可闻及干、湿啰音，哮鸣音。

67. ABCDE ①肺炎抗感染是关键，慢性阻塞性肺疾病急性加重用抗生素是减轻症状，防止气道感染进展为肺实质性感染。低流量吸氧：鼻导管给氧时，吸入的氧浓度为28%～30%。应避免吸入氧浓度过高引起二氧化碳潴留；②肺炎和慢性阻塞性肺疾病急性加重都需要呼吸支持，防止呼吸衰竭；③慢性阻塞性肺疾病急性加重时代使用支气管扩张药如静滴茶碱类药物，合并吸入糖皮质激素促进病情缓解和肺功能恢复；④有浓痰者可使用祛痰药物化痰。

68. ACD 无创正压通气的适应证：呼吸困难，伴辅助呼吸肌参与呼吸，或出现胸腹矛盾运动；酸中毒（pH7.30～7.35）和高碳酸血症（$PaCO_2$ 45～60mmHg）；呼吸频率>25次/分。

69. DEF 有创机械通气的应用指征：①严重呼吸困难，辅助呼吸肌参与呼吸，并出现胸腹矛盾运动；②呼吸频率>35次/分；③危及生命的低氧血症（PaO_2<40mmHg或PaO_2/FiO_2<200mmHg）；④严重的呼吸性酸中毒（pH小于7.25）及高碳酸血症（$PaCO_2$>60mmHg）；⑤呼吸抑制或停止；⑥嗜睡、神志障碍；⑦严重心血管系统并发症（低血压、心律失常、心力衰竭）；⑧其他并发症，如代谢紊乱、脓毒血症、肺炎、肺血栓栓塞症、气压伤、大量胸腔积液等；⑨无创通气失败或存在无创通气的禁忌证。

70. AE 患者主诉呼吸困难，查体可见两肺满布湿啰音和少量哮鸣音，血压偏高，呼吸困难的原因需考虑心源性或肺源性；口唇发绀，双肺满布湿啰音需考虑ARDS；呼吸困难，双肺满布湿啰音需考虑急性左心衰竭。患者急性起病，无发热，重症肺炎不考虑；剖宫产术后卧床、高凝状态可引起肺栓塞，但肺部体征不符合，且无低血压，因此不考虑肺栓塞。

71. ABDF ①X线检查排除心源性肺水肿：胸部X线表现胸部浸润影在中央及血管根部增宽，心电图检查以及相应脏器功能损害化验检查等。②动脉血气检查评价氧合和肺通气功能，急性左侧心力衰竭常伴低氧血症，肺淤血可影响肺泡氧气交换。③检查血浆BNP有助于急性心力衰竭快速诊断与鉴别，阴性预测值可排除急性心力衰竭，诊断急性心力衰竭的参考值：BNP<100pg/ml，心力衰竭可能性小，阴性预测值为90%；BNP>400pg/ml，心力衰竭可能性大，阴性预测值为90%。④超声心动图以排除静水压相关的肺水肿。

72. ABCF ①硝酸酯类药物可扩张静脉，降低心脏前负荷从而降低左心室舒张末压和心肌氧耗量。②急性左心衰竭的临床表现：急性肺水肿可引起严重呼吸困难、端坐呼吸、烦躁不安，伴恐惧窒息感。利尿剂可大量迅速利尿，消除肺水肿，缓解患者呼吸困难的现象。③无创面罩通气可较快改善心功能，减少心肌氧耗量。④对于呼吸困难明显的患者，调整体位至半卧位或端坐位，双腿下垂以减少回心血量，减轻心脏前负荷。存在低氧血症的患者（血氧饱和度低于90%或动脉氧分压低于60mmHg）应予以氧疗，使血氧饱和度恢复到95%以上。

73. D 急性呼吸窘迫综合征是具有肺泡毛细血管膜损伤、血管通透性增加所致的非心源性肺水肿，因而必须与由于静水压增加等因素所引起的心源性肺水肿鉴别。心源性肺水肿常见于高血压性心脏病，冠状动脉硬化性心脏病、心肌病等引起的左侧心力衰竭以及二尖瓣狭窄所致的左心房衰竭。结合胸部 X 线和心电图可予鉴别。心导管肺毛细血管楔压在左心衰竭时上升（>2.4kPa），对诊断更有意义。

74. D 通过置入 Swan－Canz 导管可测定肺动脉楔压（PAWP），这是反映左心房压较为可靠的指标。PAWP 一般 <12mmHg，若 >18mmHg 则支持左心衰竭的诊断。考虑到心源性肺水肿和 ARDS 有合并存在的可能性，目前认为 PAWP >18mmHg 并非 ARDS 的排除标准，如果呼吸衰竭的临床表现不能完全用左心衰竭解释时，应考虑 ARDS 诊断。

75. ABCD 患者为老年男性，既往有肺心病病史。此次出现咳嗽、咳痰伴喘息，结合肺部体征及血常规检查，提示并发肺部感染。血气分析提示低氧血症伴二氧化碳潴留，为Ⅱ型呼吸衰竭，因 pH 7.35，HCO_3^- 34mmol/L，提示失代偿性呼吸性酸中毒。患者肝大，下肢水肿，均提示右心衰竭存在。

76. ABCD 由题干可知，患者咳痰伴喘息，下肢水肿，血常规：白细胞计数及中性粒细胞分类均增高。且由第一题提示右心衰竭存在，均符合 AECOPD 的临床症状和体征及血常规检查结果。对于 AECOPD 的治疗，主要包括积极控制感染，持续低流量吸氧及解痉、化痰等处理。患者血气分析提示轻度失代偿性呼吸性酸中毒，应以改善通气为主，可予以呼吸兴奋剂，必要时予 BiPAP 改善通气及氧合，保持呼吸道通畅。

77. C 血气分析是临床监测气体交换最常用的方法，是诊断呼吸衰竭及其分型必不可少的检测手段，不仅反映气体交换的异常，而且显示呼吸功能障碍对血液酸碱度的影响。血 pH 正常为 7.35～7.45，低于 7.35 称为酸血症，高于 7.45 为碱血症。$PaCO_2$ 正常值为 35～45mmHg，$PaCO_2$ 增高表示肺泡通气不足，见于呼吸性酸中毒或代偿后的代谢性碱中毒；患者血气分析为：PH 7.35，PaO_2 50mmHg，$PaCO_2$ 78mmHg，HCO_3^- 34mmol/L，应属于慢性呼吸性酸中毒。

78. ABDE 肺心病患者由于慢性缺氧及感染，对洋地黄类药物耐受性降低，疗效较差，容易发生心律失常。洋地黄类药物的剂量宜小，一般为常规剂量的 1/2 或 2/3，同时选用作用快、排泄快的洋地黄类药物，如毒毛花苷 K 或毛花苷丙；用药前应注意纠正缺氧、防治低钾血症，以免发生药物毒性反应。低氧血症、感染等均可使心率增快，故不宜以心率作为衡量洋地黄类药物应用和疗效的指征。应用指征是：①以右心衰竭为主要表现而无明显感染的患者；②出现急性左心衰竭者。患者下肢水肿加重，应合用利尿剂，利尿剂是心衰治疗中唯一能够控制体液潴留的药物，但不能作为单一治疗。

79. ABCDEF 晕厥患者考虑诊断：心源性晕厥及神经源性晕厥首先考虑。心电图、胸部 X 线片、血常规、血生化、超声心动图有助于心源性晕厥诊断；颅脑 CT 有助于神经源性诊断。

80. ABCEF ①发现尖端扭转性室速，首先停药诱发尖端扭转性室速药物；②给予补钾、补镁；③患者此时意识丧失，情况紧急，建议首选非同步电复律；④绝对不能应用胺碘酮，因为胺碘酮会进一步延长 QT 间期，会诱发或加重尖端扭转型室速；⑤上述治疗效果不佳者行心脏起搏，可以缩短 QT，消除心动过缓，预防心律失常进一步加重。⑥患者 QT 间期延长，随时可能心跳骤停，异丙肾上腺素能增快心率，缩短心室复极时间，有助于控制扭转性室速，适用于获得性 QT 延长综合征。

81. ACDF 该考虑诊断为心律失常，

心律失常原因及并发症是什么需进一步完善。超声心动图评估可以明确心功能及结构；心脏 MRI 有助于明确心脏的形态学，冠状动脉造影、冠状动脉 CT 血管造影为心律失常的辅助检查。肺动脉 CT 血管造影（CTPA）为肺栓塞引发金标准检查，该患者暂不考虑。

82. ABCDEF 患者左心室 55cm，LVEF 35%，提示左心室扩大，心力衰竭，提示容量过负荷，血管紧张素转换酶抑制药（ACEI）或血管紧张素受体拮抗药（ARB）可降低血管张力降低有效循环血量，利尿剂直接利尿减少容量复合，倍他乐克可减少心肌耗氧改善心力衰竭，同时此次出现了心律失常，应先予胺碘酮抗心律失常治疗，心脏再同步化并植入心脏复律除颤器，复律后可改善心功能。抗血小板治疗的患者存在缺血性心脏病，需长期抗血小板治疗。

83. C 急性心包炎可有较剧烈而持久的心前区疼痛，疼痛常于深呼吸和咳嗽时加重，心电图出现 ST 段和 T 波变化，心电图除 aVR 外，各导联均有 ST 段抬高，患者均符合此症状，因此考虑急性心包炎。

84. C ①具有心脏压塞的常见病因，如穿透性心脏损伤和心脏介入手术，急性前壁心肌梗死，主动脉夹层瘤，急性心包炎等。②具有心脏压塞特征性的临床表现，Beck 三联症、心界扩大、心音遥远；呼吸困难；奇脉是其佐证，急性心脏压塞往往表现为猝死。患者存在急性心包炎，脉压差小，考虑心包积液，心脏压塞。

85. CD 患者意识障碍呼吸衰竭，急救处理呼吸衰竭应立即气管插管，同时原发病处理心包穿刺；患者基础存在心肌梗死，应考虑开通冠脉；多巴胺可增加心肌耗氧量。

86. ABCDEF 全身氧代谢监测指标：混合静脉和中心静脉血氧饱和度、碱缺失、血乳酸、氧输送和氧消耗；局部氧代谢监测指标：组织二氧化碳分压监测、近红外光谱技术（NIRS）。微循环监测：微循环是氧、营养和废物交换的最重要场所，同时也是组织氧输送的最重要的调节者，持久的微循环障碍可能是组织氧合障碍和早期器官功能障碍的主要发生机制。

87. ACDFG 碱缺失：①标准条件下［38℃，$PaCO_2$ 5. 32kPa（40mmHg），血氧饱和度量 100%］，将血液滴定至 pH 7. 4 所需的酸碱量。②它是人体代谢性酸碱失衡的定量指标，加酸量为 BE 正值，系代谢性碱中毒；加碱量 BE 为负值，系代谢性酸中毒。正常值：0 ± 2mmol/L。③血气分析中的碱缺失水平能反映全身无氧代谢的状况和组织酸中毒的程度，按数值可分为正常（2 ~ －2mmol/L），轻度（－3 ~ －5mmol/L），中度（< －6 ~ －9mmol/L），重度（≤ －10mmol/L）。④碱缺失越严重，多器官功能障碍综合征（MODS）发生率、死亡率和凝血障碍的概率越高，住院时间越长。碱缺失联合其他指标（如生命体征、乳酸等）有助于增加预测的敏感性。

88. BCDFG 混合静脉血氧饱和度（SvO_2）指由肺动脉血样所测得的氧饱和度。SvO_2 是来自全身血管床的混合静脉血氧饱和度的平均值，反映了周身氧供应和氧需要的平衡，可判断组织的氧合状态。SvO_2 降低提示氧输送不足（贫血、CO 低）或氧耗量增加（高热、呼吸做功增加等）。①一般治疗：对出现循环功能障碍征象的患者应尽快采取措施改善循环。包括对烦躁者应充分镇静与镇痛，尽快纠正酸碱、电解质紊乱。②病因治疗：适量输血。③氧疗：保证气道通畅，包括自主气道的保持及人工气道的建立，必要时机械通气。④液体治疗：在早期紧急判断循环容量不足后，应尽早进行早期液体复苏，保证足够的组织灌注。⑤药物治疗：常用药物有多巴胺、去甲肾上腺素、肾上腺素、异丙肾上腺素、多巴酚丁胺等。

89. ABCDEF 肝移植术后患者术中出血量大，手术时间长应观察乳酸、尿量评估灌注状态，血流动力学监测评估血压、前后负荷及心功能、肺水情况以帮助评估补液，术中大量输血应监测凝血功能以便及时补充相关凝血因子，监测血肌酐评估肾功能，观察引流管引流量以了解腹腔、术区出血情况。

90. ABEFG 患者曾出现呼吸道、泌尿道感染及呼吸道真菌感染病行抗感染治疗，且术前大量腹水，多次行腹腔穿刺放液治疗，所以预防性应用抗生素应覆盖 G^-菌及真菌，所以可选择 ABEFG；阿米卡星具有肾毒性暂不考虑，罗红霉素为大环内酯类抗生素，系抑菌剂，对 G^+菌敏感，也不考虑使用。

91. ABCE ①肝移植术后发烧大多是由于细菌感染或者真菌感染造成的，因为肝脏移植的患者为了避免排斥反应会使用免疫抑制剂，会导致机体的免疫力下降，被感染的几率大大增加。②由用药所致的发热称为药物热，它是临床常见的药源性疾病，药物过敏反应是最普遍的机制。

92. ABCDEFG 行胸片检查肺部有无感染，血培养检查有无导管相关性血流感染，药物热存在行药物浓度检查，腹部 CT 检查了解腹腔情况，心脏彩超检查有无心脏异常改变，以及血常规、PCT 炎性指标变化。

93. E 患者呼吸反应迟钝 Ramsay 评分 5 分。Ramsay 评分为 1 分：病人焦虑、躁动；2 分：病人安静、配合有定向力；3 分：仅对指令反应；4 分：对轻拍眉间或大声听觉刺激反应灵敏；5 分：对轻拍眉间或大声听觉刺激反应迟钝；6 分：无反应。

94. A 洛匹那韦、利托那韦禁与咪达唑仑合用，有延长或增加镇静或呼吸抑制的风险。

95. ABDE ①吗啡：本药为纯粹的阿片受体激动药，有强大的镇痛作用，同时也有明显的镇静作用，并有镇咳作用。②芬太尼：本药为人工合成的强效麻醉性镇痛药。镇痛作用机制与吗啡相似，为阿片受体激动药。③布桂嗪：属于一种速效镇痛药，镇痛作用和吗啡相比要稍微弱一些，对内脏器官的镇痛效果较差。④非阿片类中枢性镇痛药——曲马多：本药主要用于中度和严重急、慢性疼痛和疼痛手术及外科手术术后的止痛。

96. E MAAS 评分内容，6 分：危险躁动，不配合，拉扯管道，试图翻床，攻击医务人员；5 分：躁动，试图坐起或将直梯伸出床沿，不能服从指令；4 分：烦躁但能配合；3 分：安静且配合；2 分：触摸、叫名字有反应；1 分：仅对恶性刺激有反应；0 分：无反应。

97. BCEF 腹部术后患者出现腹胀、腹痛，心率加快，不能排除腹腔出血、低血容量可能，不可盲目镇痛镇静、药物降心率，应立即检查管道，挤压引流管保持通畅，腹部查体，快速补液维持循环稳定，请手术医师查看患者。

98. ABC 年轻患者突发呕血，休克体征，无既往特殊病史，应立即行血常规、凝血时间、D－Dimer、FDP 以了解白细胞、中性粒计数、血红蛋白、血小板计数，是否存在输血指征，评估感染严重程度。心电图、血生化检查、动脉血气分析项不属于急查项目。

99. ABCDE 患者以“颈部淋巴结大、触痛 13 天，发热畏寒 11 天”来诊，中性粒细胞0.87，血小板 64×10^9/L，考虑重症感染；患者呕血，血红蛋白61g/L，脉搏130次/分，呼吸40次/分，血压78/56mmHg，血乳酸4.7mmol/L，可诊断为低血容量性休克，贫血，上消化道出血；D二聚体升高，凝血时间延长，纤维蛋白原下降可诊断为DIC。患者排黑便，不考虑下消化道出血。

100. ABCDG 患者Ⅱ型呼衰，乳酸酸中毒，DIC状态，应立即行机械通气，补充血容量如静脉滴注新鲜冷冻血浆，加用升压药，应用肝素治疗DIC；患者消化道出血，应用广谱抗生素预防感染。患者血小板 64×10^9/L，无输血小板指征；氨甲环酸一般不单独应用于DIC所致的继发性纤溶性出血，以防进一步血栓形成，影响脏器功能。